CÓMO EVITAR LOS HOMBRES TÓXICOS, NARCISISTAS Y COMPLETOS PATANES

Descubre que Hacer si te Encuentras en una Relación con un Patán y Cómo Evitarlos en el Futuro

ILDEFONSO PAUL

© **Copyright 2022 – Ildefonso Paul - Todos los derechos reservados.**

Este documento está orientado a proporcionar información exacta y confiable con respecto al tema tratado. La publicación se vende con la idea de que el editor no tiene la obligación de prestar servicios oficialmente autorizados o de otro modo calificados. Si es necesario un consejo legal o profesional, se debe consultar con un individuo practicado en la profesión.

- Tomado de una Declaración de Principios que fue aceptada y aprobada por unanimidad por un Comité del Colegio de Abogados de Estados Unidos y un Comité de Editores y Asociaciones.

De ninguna manera es legal reproducir, duplicar o transmitir cualquier parte de este documento en forma electrónica o impresa. La grabación de esta publicación está estrictamente prohibida y no se permite el almacenamiento de este documento a menos que cuente con el permiso por escrito del editor. Todos los derechos reservados.

La información provista en este documento es considerada veraz y coherente, en el sentido de que cualquier responsabilidad, en términos de falta de atención o de otro tipo, por el uso o abuso de cualquier política, proceso o dirección contenida en el mismo, es responsabilidad absoluta y exclusiva del lector receptor. Bajo ninguna circunstancia se responsabilizará legalmente al editor por cualquier reparación, daño o pérdida monetaria como consecuencia de la información contenida en este documento, ya sea directa o indirectamente.

Los autores respectivos poseen todos los derechos de autor que no pertenecen al editor.

La información contenida en este documento se ofrece únicamente con fines informativos, y es universal como tal. La presentación de la información se realiza sin contrato y sin ningún tipo de garantía endosada.

El uso de marcas comerciales en este documento carece de consentimiento, y la publicación de la marca comercial no tiene ni el permiso ni el respaldo del propietario de la misma. Todas las marcas comerciales dentro de este libro se usan solo para fines de aclaración y pertenecen a sus propietarios, quienes no están relacionados con este documento.

Índice

Introducción   vii

1. Identificando rasgos tóxicos   1
2. Identificando la manipulación   13
3. Identificando el narcisismo   29
4. Identificando el egoísmo   43
5. Identificando a los controladores   65
6. Identificando a los hombres no disponibles emocionalmente   87
7. Evitando a los patanes   107
8. Entendiendo el abuso emocional   115
9. Aprendiendo a salir de una relación abusiva   129
10. Aprendiendo a sanar   145

Conclusión   161
Referencias   163

Introducción

Puede parecer que cada vez es más difícil evitar a los patanes. Están por todos lados: ya sea que utilices aplicaciones de citas, que estés abierta a conocer a gente nueva, que te presenten a nuevos amigos o simplemente que vayas caminando por la calle, ¡parece que hay un patán en cada esquina!

Y, puede que, en algún momento de la vida, sin pretenderlo ni darte cuenta de ello, te hayas enamorado de un patán y hayas entablado una relación amorosa con él. Lo peligroso de esto es que, comportamientos tan normalizados como los celos o las bromas hirientes pueden desembocar en situaciones de abuso emocional que a su vez tienen la probabilidad de escalar a situaciones más serias.

Seamos sinceros: eres una persona valiosa y a estas alturas de la vida no estás para aguantar patanes.

Introducción

Ya sea que quieras identificar a diferentes tipos de hombres que definitivamente no te convienen, que quieras utilizar este libro como una guía para identificar comportamientos que no te agradan o que busques salir de una relación con un hombre terrible que solo te daña, estamos aquí para aprender las principales señales de alerta en un hombre y cómo lidiar con ellas.

Si bien este libro no pretende diagnosticar a tu pareja, es importante que tomes en cuenta que existen señales y comportamientos que pueden llegar a ponerte en peligro, y que, aunque no vivas en un ciclo de violencia física, el abuso emocional puede llegar a causar daños igualmente serios.

Como ya lo dijimos, eres una persona valiosa, tienes características muy especiales y mereces mucho más que un hombre tóxico, abusivo, egoísta, controlador o indispuesto emocionalmente. Mereces un hombre que te escuche, te muestre que le importas, respete tus límites, te apoye a lograr tus deseos e intereses y te muestre lo que el amor sano puede llegar a hacer.

Así que, a lo largo de estas páginas, aprenderemos a identificar rasgos tóxicos y a diferentes tipos de hombres: abusivos, manipuladores, narcisistas, egoístas, controladores e indispuestos emocionalmente, entendiendo en el camino qué hacer para alejarte de ellos.

De igual manera, analizaremos qué hacer si es que ya te encuentras en una relación con este tipo de hombres y cómo

Introducción

puedes continuar tu camino después de esta probablemente amarga experiencia. Lo más importante es que identifiques tu valor, recuperes tu autoestima y construyas un círculo confiable para lograr ser tú misma de nuevo.

No pierdas el tiempo con patanes que no saben lo que quieren o buscan abusar de la buena persona que eres: es tiempo de cambiar la página y centrarte en todo aquello que te beneficiará en la vida. Puedes hacerlo y aquí encontrarás herramientas que te dirán cómo.

1

Identificando rasgos tóxicos

Si conoces a alguien que es difícil y causa muchos conflictos en tu vida, es posible que estés lidiando con una persona tóxica. Estas personas pueden crear mucho estrés e incomodidad para ti y para los demás, sin mencionar el dolor emocional o incluso físico que se podría desarrollar.

Una persona tóxica es cualquiera cuyo comportamiento agrega negatividad y malestar a tu vida. Muchas veces, las personas tóxicas se enfrentan a su propio estrés y traumas, y para lidiar con esto, actúan de maneras que no los presentan de la mejor manera y, por lo general, molestan a los demás en el camino.

La toxicidad en las personas no se considera un trastorno mental, pero podría haber problemas mentales subyacentes que hagan que alguien actúe de manera tóxica, incluido un trastorno de personalidad.

Aquí hay algunas señales de advertencia que debes tener en cuenta si crees que estás tratando con una persona tóxica:

- Sientes que estás siendo manipulada para hacer algo que no quieres hacer
- Estás constantemente confundida por el comportamiento de la persona
- Sientes que te mereces una disculpa que nunca llega
- Siempre tienes que defenderte de esta persona
- Nunca te sientes completamente cómoda con ellos
- Continuamente te sientes mal contigo misma en su presencia

Si has experimentado estos sentimientos con alguien, puede que te estés enfrentando con una persona tóxica. Si constantemente tienes tales emociones, es posible que desees cambiar la relación o detenerla por completo.

Al igual que hay señales de que estás cerca de una persona tóxica debido a cómo te hace sentir, hay señales que se ven en la persona misma que resaltan su toxicidad. Los signos más comunes incluyen, por ejemplo, la inconsecuencia.

. . .

Parte de ser humano es tener altibajos, buenos y malos momentos, pero una persona tóxica casi nunca es consistente.

Su comportamiento es errático, no cumplen sus compromisos o promesas y nunca sabes lo que van a hacer a continuación. Tal inconsistencia es muy difícil cuando intentas estar ahí para alguien. Pueden estar eufóricos contigo un minuto y descartarte al siguiente.

También puede ser que siempre necesiten tu atención. ¿Has notado que la persona siempre necesita algo de ti? Ya sea que se trate de llamadas telefónicas constantes, mensajes de texto o presentarse en tu puerta, siempre necesitan apoyo emocional. Y probablemente no te estén apoyando a cambio.

Te quitan todo lo que tienes sin darte mucho a cambio.

Tienen un elevado nivel de interés propio, una necesidad de mostrar su propia grandeza para recibir afirmación. Esto puede estar asociado con el trastorno de personalidad narcisista.

Digamos que tu tía accedió a ir a tu fiesta de cumpleaños, pero luego se pasó todo el tiempo quejándose. Ella no dejaba de hablar sobre las sillas incómodas en el restaurante que escogiste, y no tiene miedo de decirte lo miserable y horrible que la pasó. Te sientes tan mal que terminas comprándole un certificado de regalo para un masaje para compensarla.

Si bien es fácil decir que tu tía es cascarrabias o malhumorada, si regularmente hace todo sobre ella (e insiste en que te ocupes de sus necesidades por encima de las tuyas), es una persona tóxica, simple y llanamente.

Otra señal es que siempre hay drama. ¿Alguna vez notaste cómo el drama parece seguir a algunas personas? Es probable que no sea una coincidencia. Las personas tóxicas prosperan en situaciones dramáticas, inflaman las emociones y crean conflicto; les encanta revolver la olla para ver qué pasa. Las personas a menudo son tóxicas porque no están interesadas en ser estables y saludables en las relaciones.

Otro signo de una persona tóxica es que no tiene límites. Si has sido clara con alguien una y otra vez acerca de tus necesidades, y simplemente no pueden evitar faltarte el respeto, son tóxicos. Las relaciones saludables se basan en la confianza y la capacidad de respetar los límites. La gente tóxica simplemente no puede hacer eso.

Las personas tóxicas manipulan a los demás por lo que quieren. ¿Sientes que se aprovechan de ti? ¿Te manipulan? A las personas tóxicas les encanta manipular a los que les rodean para conseguir lo que quieren.

Esto significa mentir, torcer la verdad, exagerar u omitir información para que tomes una determinada acción o tengas una determinada opinión sobre ellos. Harán lo que sea necesario, incluso si eso significa lastimar a la gente.

Por ejemplo, cuando le haces una pregunta a tu amigo ("oye, ¿quieres venir la semana que viene?"), no tienes motivos ocultos. Sin embargo, cuando una persona tóxica te hace una pregunta, es posible que te esté tendiendo una trampa: "¿estás libre para cenar mañana a las siete?" Subtexto: "si no estás libre para cenar mañana a las siete, estaré enojado contigo por el resto de la semana".

Su modus operandi es inclinar a las personas a hacer lo que ellos quieren que hagan. Se trata de ellos. Usan a otras personas para lograr cualquier objetivo que sea, así que olvídate de lo que quieres, pues no se trata de igualdad en una relación para ellos.

Sus disculpas no son sinceras. ¿Alguna vez esperaste una disculpa de alguien y terminaste disculpándote con esa persona? Esta es una bandera roja clásica. Digamos que tu amigo arruinó los planes de almuerzo que tenías el sábado pasado. Luego, cuando lo confrontas al respecto, profundiza en esta larga historia sobre cómo se peleó mucho con la persona con quien está saliendo esa mañana y cree que nunca encontrará a su alma gemela, y todo es culpa de sus padres por divorciarse cuando tenía cinco años.

Sientes algo por esta persona y quieres estar ahí para ella si está teniendo una crisis, es solo que... siempre está teniendo una crisis. ¿Y no estabas hablando del almuerzo?

Cambiar de táctica y convertirse en víctima es territorio tóxico.

Una señal más es que no te escuchan. Toda buena relación, ya sea con un amigo, pareja o tu abuela, se basa en un equilibrio entre compartir y escuchar. Aparentemente, las personas tóxicas se han perdido ese memorándum.

Cuando comienzas a confiar en un amigo tóxico (o incluso tratas de involucrarlo con una anécdota rápida sobre tu vida), notarás rápidamente que su atención se desvía hacia otra cosa. Antes de que te des cuenta, te interrumpe, cambia de tema y devuelve la conversación a algo que encuentra más interesante: él mismo.

También puede suceder que te hagan sentir mal. Inmediatamente después de pasar tiempo con un amigo o familiar, pregúntate: "¿Me siento mejor o peor que cuando salí de casa esta mañana?" Si constantemente te sientes peor, son tóxicos.

Las personas tóxicas son agotadoras, generalmente los encuentros te dejarán emocionalmente aniquilada. El tiempo con ellos se trata de ocuparse de sus asuntos, lo que te hará sentir frustrada e insatisfecha, si no enojada. No te permitas agotarte como resultado de dar y dar sin recibir nada a cambio.

Una señal más: usan la palabra "yo" incesantemente. ¿Alguna vez te has encontrado en una conversación con alguien, solo para darte cuenta de que no es una conversación en absoluto sino más bien como un espectáculo de una sola persona contigo como audiencia? Esa es una característica clásica del trastorno de personalidad narcisista, y hace que las personas se alejen del narcisista, aburridas o heridas.

Puede que te digan que "estás exagerando". ¡Alerta de *gaslighting*! Esa es la frase para cuando una persona te hace dudar de tus pensamientos o sentimientos sin dar evidencia de por qué. Simplemente dicen "estás equivocada" (y obtienen puntos adicionales por mal comportamiento si actúan con condescendencia o con lástima como si fuera tu culpa que estés molesta, tontita).

. . .

La respuesta emocional de una persona a una situación, lugar o cosas es solo suya, y podría decirse que es un aspecto sagrado de la humanidad de todos y cada uno. Los sentimientos no pueden ni deben ser menospreciados.

Digamos que te has ido a la cama por la muerte de tu amado gato. Tu amigo no entiende por qué le estás dando tanta importancia y no puede creer que canceles tus planes para cenar por la muerte de un felino. Bien, no tiene que hacerlo. Pero decir "le estás dando demasiada importancia a esto" es una toxicidad de grado A; mientras que "no sé por lo que estás pasando, pero lamento mucho tu pérdida" es mucho más compasivo.

Existen personalidades de alto conflicto que tienen el potencial de causar estragos en la vida de sus amigos y compañeros de trabajo. Un hilo común entre estas personas es la falta de capacidad para cambiar o para ver su parte en los problemas de la vida.

Creen erróneamente que todos sus problemas les suceden a ellos, como si les hubieran caído del cielo, y que no hay nada que puedan hacer al respecto; crónicamente se sienten como una víctima en la vida. Cualquier persona que perciba una falta de agencia en su propia vida es propensa a caer en una espiral de amargura sin la voluntad de romper viejos patrones.

· · ·

Puede también que sientas que has conocido a una persona que realmente te entiende. De repente, les estás enviando mensajes de texto varias veces al día y están viendo programas juntos y compartiendo todas las cosas.

¿Cómo sobreviviste antes de conocer a esta persona? Si esta es tu voz interna, ten cuidado.

Es posible que te hayas topado con una persona cuya falta de límites y su inclinación por el comportamiento extremo los convierte en el centro de tu vida, pero en una capacidad codependiente e inmerecida. Disminuye la velocidad y observa y escucha a tu nuevo amigo, para que de repente no te sientas atada emocionalmente con alguien que no comparte tus valores.

Otra señal es la falta de empatía. Desde esos flojos que no se esfuerzan, hasta esos locos que no entienden de política por aquí, la persona tóxica no tiene el deseo ni la voluntad de ver el mundo a través de la mentalidad o circunstancia de nadie más. Esto es el resultado de la inmadurez, una incapacidad para superar el enfoque centrado en el yo de la infancia hacia la mentalidad más socialmente consciente y cooperativa de la edad adulta.

· · ·

El inflado sentido de superioridad de una persona tóxica puede variar desde exigir una cantidad indebida de atención de los trabajadores de servicio hasta esperar la adoración eterna de los miembros de la familia.

Dependiendo de la medida en que tu persona tóxica exprese su grandiosidad, puede variar desde simplemente convertirlo en un lastre como compañero de cena en un restaurante (en serio, ninguna mesa es lo suficientemente buena) hasta convertirse en un líder de culto.

Otro comportamiento tóxico es el abuso de sustancias, como las drogas y el alcohol. Estos comportamientos se vuelven tóxicos cuando la persona está continuamente dañando a otras personas, sin mencionar a sí misma.

Ahora que conoces los signos de una persona tóxica, tanto en la forma en que te puedes sentir como en su forma de actuar, es posible que todavía no sepas qué hacer al respecto. Aquí hay algunas estrategias para probar:

Confrontarlos

Tan pronto como notes comportamientos tóxicos, confronta a la persona. Expresa tu preocupación sobre cualquier mentira o inconsistencia, diles que no te gusta cómo se comportan. Esto les muestra que estás prestando atención y les estás dando la oportunidad de explicarse o disculparse.

Establecer límites más estrictos

Si debes tener una persona tóxica en tu vida, trata de establecer límites más estrictos. Por ejemplo, si alguien está abusando de sustancias y hace que te haga daño a ti o a otros, hazle saber que no lo verás a menos que esté sobrio.

Deja en claro que no tolerarás su comportamiento demasiado dramático o la difusión de rumores sobre las personas. Limita el tiempo que pasas con ellos hasta que puedan cambiar.

Sácalos de tu vida

Si las estrategias anteriores no funcionan y causan aún más dolor, abuso o deshonestidad, es hora de dejar ir a la persona tóxica. A veces no hay nada que hacer más que defenderse y seguir adelante.

2

Identificando la manipulación

Las personas que manipulan utilizan la distorsión mental y la explotación emocional para influir y controlar a los demás. Su intención es tener poder y control sobre los demás para conseguir lo que quieren.

Alguien que te manipula sabe cuáles son tus debilidades y las usará en tu contra. Si la persona que te manipula está obteniendo lo que quiere de ti, la manipulación continuará hasta que decidas que tiene que detenerse y poner fin de manera activa e intencional a eso. Esto puede ser un desafío, busca apoyo durante este proceso, especialmente si estás interactuando con una persona manipuladora crónica.

Reconocer la manipulación en tu propia relación puede ser difícil porque podría haber comenzado de manera sutil.

· · ·

Con el tiempo, el comportamiento manipulador en las relaciones puede convertirse en la dinámica cotidiana con tu pareja.

La manipulación es una táctica que alguien usa para obtener control sobre otra persona, generalmente en un intento de obtener lo que quiere y, a menudo, a expensas de la otra persona. Por ejemplo, una persona que es manipuladora puede usar estrategias como la mentira, el *gaslighting*, la agresividad pasiva y el tratamiento silencioso, entre otras, todo para hacerte creer que estás equivocada y que ellos tienen razón.

Puedes sentirte confundida, insegura sobre qué pensar o sentir, y encontrarte disculpándote por algo que no has hecho mal. Las señales de manipulación emocional pueden ser sutiles u obvias, pero sin importar cómo aparezcan, la manipulación daña la relación, la confianza y la autoestima.

Propuestas bajo un enfoque honesto podrían ser: "me gustaría ir al cine esta noche. ¿Quieres ir conmigo?", "avísame si puedes recoger a los niños de la escuela mañana", "quiero hablarte de algo cuando tengas tiempo".

Sin embargo, alguien que busca manipularte transformará estas ideas en "si me quisieras, irías al cine conmigo esta noche", "si no recoges a los niños, claramente no te preocupas por ellos", "hablaría contigo sobre algo, pero sé que no tienes tiempo para mí de todos modos".

Los ejemplos anteriores usan tácticas como la culpabilidad, como insinuar que no los amas o que no te preocupas por tus hijos debido a que no realizas ciertas acciones. Declaraciones como estas son intentos del manipulador de avergonzar al objetivo para que haga lo que el manipulador quiere.

"Te hablaría de algo, pero sé que de todos modos no tienes tiempo para mí", es un ejemplo de una declaración pasivo-agresiva. Un manipulador puede temer que no te preocupes por él, pero en lugar de expresarlo de manera directa y honesta, elude el problema. Es posible que te menosprecien en un intento de que te disculpes o te sientas mal por una situación.

El objetivo de la manipulación es controlar a otra persona para obtener lo que quiere el manipulador. Puede involucrar una variedad de comportamientos que pueden ir desde los más obvios hasta los más sutiles.

En general, las personas manipulan a los demás para obtener lo que quieren, para proteger su ego y evitar tener que asumir la responsabilidad de las consecuencias de sus acciones.

Pueden sentir la necesidad de castigar, controlar o dominar a su pareja. Pueden estar buscando lástima o atención, o tener otros motivos egoístas. También pueden estar tratando de cambiar o desgastar a una pareja en un esfuerzo por satisfacer sus propias necesidades.

Las personas que utilizan un comportamiento manipulador en las relaciones a veces provienen de una familia de origen disfuncional (la familia en la que crecieron). Es posible que hayan tenido que manipular para satisfacer sus necesidades básicas o evitar un castigo severo, o pueden haber sido manipulados emocionalmente por sus padres y haber aprendido a interactuar con los demás a través de lo que observaron y experimentaron.

Las personas que tienen problemas de apego y las personas que tienen altos niveles de ansiedad pueden ser más propensas a utilizar la manipulación emocional. En algunos casos, el comportamiento manipulador está relacionado con síntomas de una afección de salud mental, como el trastorno límite de la personalidad o la personalidad narcisista.

Las personas manipulan a los demás para conseguir lo que quieren. Este tipo de comportamiento puede tener una serie de causas que incluyen dinámicas interpersonales, características de personalidad, una educación disfuncional, problemas de apego o ciertas condiciones de salud mental.

Es importante seguir tu instinto cuando se trata de reconocer la manipulación emocional. Si alguien constantemente te hace sentir emocionalmente agotada, ansiosa, temerosa o dudosa de tus propias necesidades, pensamientos y sentimientos, es probable que la manipulación emocional esté presente en la relación. Puedes reconocer los signos de manipulación emocional de acuerdo con diversas estrategias.

Gaslighting

Una persona que te está engañando puede mentirte, culparte por cosas y minimizar lo que sientes. Podrían decir: "estás loca" o "eres demasiado sensible". Alguien que te está engañando trata de hacerte sentir que no eres digna de expresarte y que tus sentimientos y emociones no son reales ni válidos. La gente hace esto para negar cualquier acto indebido de su parte y para afirmar el control sobre lo que piensas y lo que haces.

Si sospechas que alguien te está engañando así, presta atención a cómo te sientes después de pasar tiempo con esa persona. Puedes sentirte confundida, decepcionada de ti misma, inadecuada o como si no pudieras confiar en ti misma.

Comportamiento pasivo-agresivo
A diferencia del uso de la comunicación directa, una persona que se comporta de forma pasivo-agresiva no expresa cómo se siente realmente. Tu pareja podría usar tácticas de evasión, como esquivarte activamente o esquivar la discusión de ciertos temas. El sarcasmo puede ser otra señal de comunicación pasivo-agresiva.

Una persona que se comporta de forma pasivo-agresiva podría tratar de llamar la atención haciendo gestos demasiado dramáticos, como suspirar o hacer pucheros. Es posible que usen reacciones emocionales inmaduras para atraerte y que le preguntes qué le pasa sin simplemente salir y decirlo.

Mentir y culpar
Alguien que es emocionalmente manipulador probablemente evitará asumir la responsabilidad de sus acciones. Pueden mentir descaradamente o exagerar las cosas para retratarse a sí mismos de una manera más positiva, incluso podrían culparte a ti, haciéndote dudar de ti misma y de lo que realmente sucedió (este es otro ejemplo de *gaslighting*).

. . .

Aunque muchos de nosotros decimos "mentiras piadosas" o mentiras que consideramos inofensivas, una persona emocionalmente manipuladora probablemente dirá mentiras para engañarte.

Las amenazas y coacción son también señales de que alguien miente. Alguien que te coacciona, usando amenazas o la fuerza para que hagas algo, está siendo emocionalmente manipulador. Por ejemplo, tu pareja podría amenazarte con dejarte porque no estás de acuerdo con exactamente lo que quiere que hagas.

Tu pareja podría amenazarte diciendo que se lastimará. Está usando la amenaza de autolesionarse para que hagas lo que quiere. Es posible que se lastimen o no, pero las autolesiones siempre deben tomarse en serio. Alguien que amenaza con lastimarse debe buscar el asesoramiento de un profesional de la salud mental. Puedes animar a tu pareja a buscar ayuda, al mismo tiempo que impones cualquier límite entre tú y ellos para proteger tu seguridad emocional y física.

Retiro y retención

Otra señal de manipulación emocional es si tu pareja se aleja de ti. Tal vez te hagan callar si estás haciendo algo que no quieren que hagas, o podrían retener información, afecto o incluso sexo para "castigarte", incluso por algo insignificante. Podrían negarse a dejar de retirarse o retener hasta que hagas lo que ellos quieren o hasta que admitas la culpa por algo que no es culpa tuya.

Aislamiento

Una persona que quiere controlarte podría intentar cortar tu contacto con amigos y familiares, especialmente si alguno de tus seres queridos expresa disgusto o desconfianza hacia la persona emocionalmente manipuladora.

Por otro lado, una persona manipuladora emocionalmente podría tratar de obtener el apoyo de tu familia y amigos para su propio beneficio. Por ejemplo, si tu pareja sabe que quieres dejarla, podría tratar de convencer a tu familia o amigos para que te digan que te quedes con ella. Tu pareja podría tratar de alejarte de tu sistema de apoyo, lo que te hará dudar de tu decisión de dejar la relación.

La manipulación tiene diversas consecuencias, como la necesidad constante de defenderse, la falta de seguridad en la relación, la falta de confianza en tu pareja, un serio sentido de duda, disculparte con frecuencia, incluso cuando crees que no has hecho nada malo, sentimientos frecuentes de confusión, insatisfacción, dolor, resentimiento, ira, agotamiento y frustración y descontento general con la relación.

La manipulación y otras formas de abuso emocional son comportamientos que no tienes que tolerar o aceptar de una pareja romántica, o de cualquier otra persona en tu vida.

Es importante entender que la manipulación es una forma de chantaje emocional y aprender a responder.

No minimices la manipulación

Puede llevar un tiempo reconocer la manipulación emocional, pero cuando lo hagas, no actúes como si no fuera gran cosa. La manipulación emocional debe abordarse, ya seas el objetivo o el perpetrador. El primer paso es admitir que estás en una relación emocionalmente manipuladora.

Considera tener una conversación honesta y directa con tu pareja para abordar la manipulación. Si estás siendo manipulado/a, puedes nombrar ejemplos específicos de su comportamiento y cómo te afecta. Sé específica al describir las formas de manipulación y tus sentimientos en respuesta a ellas.

. . .

Por ejemplo, podrías decir: "cuando te callas en respuesta a que dije algo con lo que no estás de acuerdo, me siento triste y desanimada. Me gustaría sentirme conectada contigo; ¿es algo de lo que estás dispuesto a hablar?" o "cuando me dices que dije algo que no dije, me siento confundida y frustrada.

¿Podemos tener una conversación honesta sobre lo que está pasando?".
Busca ayuda

Llegar a la raíz de la manipulación emocional puede ser complicado, especialmente si uno o ambos miembros de la pareja tienden a evitar las discusiones honestas. Pueden asistir a asesoramiento sobre relaciones o matrimonio si ambas partes están dispuestas. Ver a un terapeuta por tu cuenta también podría ayudarte a comprender la manipulación emocional presente en tu relación.

Un profesional de la salud mental también puede ayudarlos a ti y a tu pareja a comprender cómo abordar el comportamiento manipulador si está relacionado con una afección de salud mental específica, como la ansiedad.

Un terapeuta puede proporcionar sugerencias para una mejor comunicación. La terapia es una oportunidad para que tú y tu pareja comprendan mejor las vulnerabilidades de ambos, lo que puede ayudar a fortalecer la relación.

Cuando la manipulación persiste, un terapeuta puede ayudarte a decidir dónde establecer límites saludables y cómo saber cuándo alejarte de una persona manipuladora si es necesario.

Establecer límites

Es importante establecer límites en cualquier relación, pero especialmente si alguien está siendo emocionalmente manipulador. Trata de conversar con tu pareja sobre lo que es un comportamiento aceptable y lo que no lo es. También debes establecer las consecuencias específicas de los límites.

Por ejemplo, podrías decir "si continúas interrumpiéndome y diciéndome que no siento lo que realmente siento, dejaré de participar en esta conversación y me alejaré para cuidar de mí misma". Si continúan interrumpiéndote y negando lo que piensas y sientes, puedes terminar la conversación, salir de la habitación y volver a la conversación cuando estés lista para hacerlo a tu propio ritmo, en tu propio tiempo.

Si continúan siendo manipuladores, puedes considerar establecer un límite interno para terminar la relación si la manipulación continúa después de cierto punto. Por ejemplo, si tu pareja continúa negando que haya algún problema en su relación y que estás "loca" o eres "demasiado sensible", debes comunicarle que ya no puedes estar en una relación con alguien que elige no respetar tus sentimientos.

En algunos casos, la manipulación y el abuso emocional son precursores del abuso físico. Si sientes que estás en peligro físico, elabora un plan de salida. Hazles saber a tus familiares y amigos que planeas dejar a tu pareja y establece un horario para reunirte con un ser querido de confianza.

Si es posible, intenta encontrar otro lugar para vivir o en el que refugiarte si vives con tu pareja.

Si eres un sobreviviente de la manipulación emocional, es posible que tengas la tendencia de culparte a ti misma o sentirte culpable cuando estableces y haces cumplir los límites con una persona manipuladora. Recuerda que tu seguridad emocional y física son importantes y merecedoras de protección y cuidado.

Practica darte compasión y recuerda que mereces sentirte segura y respetada en una relación. No puedes controlar el comportamiento de la otra persona, pero puedes controlar si eliges o no estar cerca de ella.

. . .

Si experimentas manipulación en tu relación, no minimices el comportamiento. Habla con la otra persona, busca la ayuda de un profesional de la salud mental, crea límites y trátate a ti misma con compasión.

Cuando decides hablar con tu pareja sobre la manipulación en su relación, es importante tener un plan sobre cómo se desarrollará esta conversación. Cuando te enfrentas a alguien que te está manipulando, existe el riesgo de que siga usando las mismas tácticas para tratar de manipularte más.

Es posible que respondan a esta conversación actuando a la defensiva, tratando de culparte para que lo dejes pasar o culpándote por los problemas en tu relación. El uso de algunas estrategias puede ayudar a que esta conversación sea más fluida.

Prepárate. Antes de hablar con tu pareja, enumera algunas de las formas específicas en que has sido manipulada. Los ejemplos concretos hacen más difícil que la otra persona niegue el problema. Intenta también usar frases en primera persona: evita el lenguaje crítico o que seguramente pondrá a tu pareja a la defensiva; en su lugar, concéntrate en enmarcar su conversación en términos de declaraciones en primera persona que hablen sobre tus sentimientos y cómo te has visto afectada por estos problemas.

. . .

Escucha a tu pareja. Dale a tu pareja la capacidad de compartir lo que siente, pero sé objetiva y no permitas que minimice el problema. Si tu pareja está dispuesta a escuchar su perspectiva y discutir formas de cambiar sus interacciones, considéralo como una oportunidad para reparar la relación y avanzar de una manera más saludable.

Si tu pareja se enoja, se pone a la defensiva y no está dispuesta a escuchar, entonces puede ser el momento de consultar honestamente contigo misma para decidir cómo y si deseas permanecer en una relación con esta persona.

Alguien que manipula a su pareja puede usar una variedad de tácticas, que incluyen engañar, mentir, culpar y criticar. Su objetivo es socavar el sentido de autoestima de su pareja, haciendo que sea más difícil para su pareja defenderse.

Una persona puede llegar a creer que tiene la culpa del comportamiento de su pareja. Pueden temer defenderse, dejar a su pareja o estar solos. Pueden tener dificultades para complacer a las personas en respuesta al trauma y pueden haber sido criados en hogares donde sus necesidades y sentimientos fueron desestimados o minimizados. También pueden carecer del apoyo social que les ayude a salir de una relación manipuladora.

. . .

La manipulación puede parecer una forma fácil o "natural" de lidiar con un problema difícil o de hacer que las cosas salgan como tú quieres, pero es hiriente y perjudicial para las relaciones. Tú y tus seres queridos merecen una comunicación honesta y amorosa.

Si experimentas manipulación en una relación, toma medidas para abordar el comportamiento antes de que empeore. Discute el problema con la otra persona, establece límites claros y ten disposición a alejarte si no está dispuesta a cambiar.

3

Identificando el narcisismo

Las personas que tienen un trastorno de personalidad narcisista (NPD, por sus siglas en inglés) creen que son superiores y únicas en comparación con los demás. Las señales de que podrías estar saliendo con una persona con NPD incluyen el hecho de que tiene muy pocos amigos o ninguno, carece de empatía y, a menudo, te miente.

Un verdadero narcisista es alguien que tiene un trastorno de personalidad. Las personas que tienen NPD creen que son superiores y únicas en comparación con los demás, y esperan ser reconocidas y tratadas como tales. A menudo son incapaces de reconocer las opiniones y necesidades de los demás y desdeñan los problemas de los demás.

El Manual diagnóstico y estadístico de los trastornos mentales (DSM-5) enumera nueve criterios para NPD, pero especifica que alguien solo necesita cumplir con cinco de ellos para calificar clínicamente como narcisista.

1. Grandioso sentido de la propia importancia
2. Preocupación por fantasías de éxito ilimitado, poder, brillantez, belleza o amor ideal
3. La creencia de que son especiales y únicos y que solo pueden ser entendidos por, o deben asociarse con, otras personas o instituciones especiales o de alto estatus
4. Necesidad de admiración excesiva
5. Sentido de derecho
6. Comportamiento de explotación interpersonal
7. Falta de empatía
8. Envidia de los demás o la creencia de que los demás tienen envidia de ellos
9. Demostración de conductas o actitudes arrogantes y altaneras

Todo se reduce a egoísmo a expensas de los demás, además de la incapacidad de considerar los sentimientos de los demás. Como la mayoría de los trastornos de salud mental o de personalidad, existen diversos grados de gravedad de NPD.

El narcisismo cae en un espectro. En entornos de pacientes ambulatorios, por ejemplo, las personas que tienen un trastorno de personalidad narcisista pueden tener un alto funcionamiento y relacionarse, pero en los entornos de pacientes hospitalizados, pueden ser agresivos y desafiantes. La agresión de una persona generalmente indica la gravedad del trastorno.

Además, las personas que tienen NPD a menudo experimentan otras condiciones de salud física y mental, como el trastorno por uso de sustancias y la ansiedad, que pueden complicar aún más las relaciones cercanas.

Dicho todo esto, conocer los criterios de diagnóstico "oficiales" por lo general no hace que sea más fácil detectar a alguien con NPD, especialmente cuando tienes una relación sentimental con una persona así. Por lo general, un experto calificado tendrá que administrar una entrevista psiquiátrica estándar para determinar si alguien tiene NPD. Aun así, conocer los signos de NPD puede ayudar a darle algo de contexto a tu relación.

Eran encantadores al principio

Las personas que tienen NPD gravitan hacia la grandiosidad y la fantasía. Es posible que al principio tu relación se haya sentido como un cuento de hadas; tal vez te alentaron constantemente o te dijeron que te amaban durante el primer mes. Tal vez te digan lo inteligente que eres o enfaticen lo compatibles que son, incluso si recién comenzaron la relación.

Los narcisistas piensan que merecen estar con otras personas que son especiales, y que las personas especiales son las únicas que pueden apreciarlos por completo. Si alguien va demasiado fuerte al principio, ten cuidado. Claro, a todos nos encanta sentirnos codiciados. Pero el verdadero amor tiene que ser alimentado y crecido.

Si crees que es demasiado pronto para que te amen de verdad, probablemente lo sea. O si sientes que no saben lo suficiente sobre ti como para amarte, probablemente no lo hagan. Las personas con NPD intentarán fabricar conexiones superficiales desde el principio en una relación.

Acaparan la conversación, hablando de lo geniales que son

Las personas con NPD tienen un sentido inflado de auto importancia y son propensas a exagerar los logros y esperar ser reconocidos como superiores. A los narcisistas les encanta hablar constantemente sobre sus propios logros y logros con grandilocuencia, hacen esto porque se sienten mejores y más inteligentes que los demás, y también porque les ayuda a crear una apariencia de seguridad en sí mismos.

. . .

Los narcisistas a menudo exageran sus logros y embellecen sus talentos en estas historias para ganar la adoración de los demás. También están demasiado ocupados hablando de sí mismos para escucharte.

La advertencia tiene dos partes aquí. En primer lugar, tu pareja no dejará de hablar de sí misma y, en segundo lugar, no entablará una conversación sobre ti. Considera estas preguntas: ¿Qué sucede cuando hablas de ti misma? ¿Hacen preguntas de seguimiento y expresan interés en aprender más sobre ti? ¿O lo hacen sobre ellos?

Se alimentan de tus cumplidos

Los narcisistas pueden parecer súper seguros de sí mismos. Pero la mayoría de las personas con NPD en realidad carecen de autoestima y requieren una atención excesiva y admiración. Necesitan muchos elogios, y si no se los das, los exigirán. Es por eso que constantemente te buscan para decirles lo geniales que son.

Los narcisistas usan a otras personas, personas que suelen ser muy empáticas, para proporcionar su sentido de autoestima y hacerlos sentir poderosos. Pero debido a su baja autoestima, sus egos pueden ser menospreciados con mucha facilidad, lo que aumenta su necesidad de cumplidos.

. . .

La principal diferencia entre las personas que tienen confianza y las que tienen NPD es que los narcisistas necesitan que otros los eleven, y solo se elevan a sí mismos menospreciando a los demás. Dos cosas que las personas con mucha confianza en sí mismas no hacen.

Los narcisistas castigan a todos los que los rodean por su falta de confianza en sí mismos.

Carecen de empatía

La falta de empatía, o la capacidad de sentir cómo se siente otra persona, es una de las características distintivas de un narcisista. Las personas que tienen NPD a menudo no pueden disculparse y comprender los sentimientos y las perspectivas de los demás.

Los narcisistas carecen de la habilidad para hacerte sentir visto, validado, comprendido o aceptado, porque no captan el concepto de sentimientos. ¿A tu pareja le importa cuando has tenido un mal día en el trabajo, peleas con tu mejor amigo o peleas con tus padres? ¿O se aburren cuando expresas las cosas que te enojan y te entristecen?

. . .

Esta incapacidad para empatizar, o incluso simpatizar, es a menudo la razón por la que muchas, si no todas, las relaciones de las personas con este trastorno narcisista finalmente colapsan, ya sean románticas o no.

No tienen ningún (o muchos) amigos a largo plazo

Es común que las personas con NPD tengan conflictos frecuentes con los demás. Profundiza en sus conexiones y podrás notar que tienen pocos amigos cercanos. Además de esto, las personas con NPD pueden ser hipersensibles e inseguras.

Como resultado, podrían atacar cuando quieras pasar el rato con otras personas. Podrían afirmar que no pasas suficiente tiempo con ellos, hacerte sentir culpable por pasar tiempo con tus amigos o regañarte por el tipo de amigos que tienes.

Pregúntate, "¿cómo trata mi pareja a alguien de quien no necesita nada?" "¿Mi pareja tiene amigos a largo plazo?" "¿Tienen o hablan de tener un enemigo?"

Te molestan constantemente

. . .

Tal vez, al principio, se sintió como una broma, pero luego se volvió malo. De repente, todo lo que haces, desde lo que vistes y comes hasta con quién sales y lo que ves en la televisión, es un problema para ellos. El antagonismo y la hostilidad son rasgos bien documentados en personas que tienen NPD, y su efecto en otras personas es grande.

Te menospreciarán, te insultarán, te golpearán con frases hirientes y harán bromas que no son del todo graciosas. Su objetivo es bajar la autoestima de los demás para que puedan aumentar la suya propia porque los hace sentir poderosos.

Es más, reaccionar a lo que dicen solo puede reforzar su comportamiento. A un narcisista le encanta una reacción. Eso es porque les muestra que tienen el poder de afectar el estado emocional de otra persona. Una señal de advertencia: si te fulminan con insultos cuando haces algo que valga la pena celebrar, sal de ahí.

Un narcisista podría decir 'pudiste hacer eso mejor que yo porque no dormí bien' o alguna excusa para que parezca que tienes una ventaja que ellos no tenían. Quieren que sepas que no eres mejor que ellos. Porque, para ellos, nadie lo es.

. . .

Gaslighting

El *gaslighting* es una forma de manipulación y abuso emocional, y es un sello distintivo del narcisismo. Las personas con NPD pueden decir mentiras flagrantes, acusar falsamente a otros, tergiversar la verdad y, en última instancia, distorsionar su realidad, especialmente en respuesta a los desafíos de autoridad percibidos o el miedo al abandono.

Los signos de *gaslighting* incluyen el que ya no te sientes como la persona que solías ser, te sientes más ansiosa y menos segura de lo que solías ser, a menudo te preguntas si estás siendo demasiado sensible, sientes que todo lo que haces está mal, siempre piensas que es tu culpa cuando las cosas van mal, te disculpas a menudo, tienes la sensación de que algo anda mal, pero no eres capaz de identificar qué es, a menudo te preguntas si tu respuesta a tu pareja es apropiada y pones excusas por el comportamiento de tu pareja.

Hacen esto para hacer que otros duden de sí mismos como una forma de ganar superioridad. A los narcisistas les encanta ser adorados, por lo que usan tácticas de manipulación para que hagas exactamente eso.

Piensan que tienen razón en todo y nunca se disculpan

. . .

Las personas con NPD a menudo se describen como arrogantes y con comportamientos o actitudes altivas. Es por eso que pelear con un narcisista puede parecer imposible. No hay debate ni compromiso con un narcisista, porque siempre tiene la razón.

No necesariamente verán un desacuerdo como un desacuerdo. Simplemente lo verán como si te estuvieran enseñando algo de verdad.

Es posible que estés saliendo con un narcisista si ves que tu pareja no te escucha, no te entiende, no se hace responsable de su parte en un problema o nunca trata de comprometerse.

Si bien terminar la relación es el mejor plan de juego con alguien que tiene NPD, es aconsejable evitar negociaciones y discusiones. Lo que vuelve loco a un narcisista es la falta de control y la falta de lucha. Cuanto menos te resistas, menos poder les puedes dar sobre ti, mejor. Y como nunca piensan que están equivocados, rara vez se disculpan.

Cuando les muestras que realmente has terminado con ellos, atacan

. . .

Las personas con NPD son extremadamente vulnerables a la humillación y la vergüenza, y a menudo atacan a los demás cuando sienten que su autoestima se ha visto afectada. Si insistes en que has terminado con la relación, su objetivo será lastimarte por abandonarlos.

Su ego está tan severamente herido que les hace sentir rabia y odio por cualquiera que los 'perjudique'. Eso es porque todo es culpa de los demás. Incluyendo la ruptura.

Bien, entonces estás saliendo con un narcisista, ¿y ahora qué? Si estás en una relación con alguien que tiene NPD, es probable que ya hayas experimentado bastante. Estar en una relación con alguien que constantemente te critica, te menosprecia, te desprecia y no se compromete contigo puede sentirse emocionalmente agotador.

Si te estás preparando para la ruptura, recuérdate constantemente que te mereces algo mejor. Fortalece tus relaciones con tus amigos empáticos, crea una red de apoyo con amigos y familiares que puedan ayudarte a recordar cuál es la realidad, insta a tu pareja a hablar con un terapeuta y consulta a un terapeuta tú misma.

No puedes cambiar a una persona con NPD o hacerla feliz amándola lo suficiente o cambiándote a ti misma para satisfacer sus caprichos y deseos. Nunca estarán en sintonía contigo, nunca serán empáticos con tus experiencias y siempre sentirás un vacío después de una interacción con ellos.

Los narcisistas no pueden sentirse realizados en las relaciones, o en cualquier área de sus vidas, porque nunca nada es lo suficientemente especial para ellos. Esencialmente, nunca serás suficiente para ellos, porque ellos nunca son suficientes para sí mismos.

Lo mejor que puedes hacer es cortar lazos. No les ofrezcas ninguna explicación. No ofrezcas una segunda oportunidad. Rompe con ellos y no les ofrezcas una segunda, tercera o cuarta oportunidad. Debido a que lo más probable es que alguien con NPD intente contactarte y acosarte con llamadas o mensajes de texto una vez que haya procesado completamente el rechazo, puedes bloquearlo para ayudarte a cumplir con tu decisión.

Recuerda que esto no es un diagnóstico clínico, pero es importante delinear comportamientos y reacciones inaceptables en el contexto de una relación amorosa y equitativa.

. . .

Tener uno o seis de estos signos no convierte a tu pareja en un narcisista. Más bien, es una buena causa para volver a evaluar si estás prosperando o no en tu relación.

4

Identificando el egoísmo

Esto puede sonar irónico, pero es cierto: las personas egoístas no saben que están siendo egoístas. Simplemente asumen que son buenas personas que se preocupan por su propia felicidad más que cualquier otra cosa, pero en su viaje hacia la búsqueda de su felicidad, descuidada e intencionalmente caminan sobre las personas.

Hay dos características definitorias del egoísmo: estar preocupado excesiva o exclusivamente por uno mismo y no tener consideración por las necesidades o sentimientos de los demás. En toda relación, ya sea platónica o romántica, los socios se dan y se quitan en partes iguales sin llevar la cuenta.

Pero una relación con una persona egoísta significa que extrae tu amor y afecto, sin devolverte nada a cambio.

. . .

Creen que se les necesita más de lo que te necesitan a ti.

Desafortunadamente, los rasgos de las personas egoístas no son fáciles de notar, pues la mayoría de las veces, son complacientes con las personas y esconden muy bien su lado oscuro.

Tratar consistentemente con alguien es egoísta y puede hacerte la vida miserable. Se han escrito libros sobre el narcisismo, la "generación yo", incluso el egoísmo "saludable", pero cuando alguien con quien tienes que tratar regularmente es constantemente egocéntrico y grosero, puede hacerte la vida imposible.

Los narcisistas y psicópatas tienden a ser bastante egoístas y manipuladores. No es hasta que los dejas entrar y bajas la guardia que comienzan a mostrar sus verdaderos colores, así que ten cuidado con los primeros signos que hacen a una persona egoísta.

Las personas egoístas son muy buenas manipuladoras

. . .

En última instancia, con una persona egoísta, todas las situaciones y relaciones se tratan de ellos. Como ya lo hemos visto, los controladores, abusadores y manipuladores no se cuestionan a sí mismos.

No se preguntan si el problema puede ser ellos. Siempre dicen que el problema es de otra persona.

Una persona manipuladora se refiere a alguien que busca controlar a las personas y las circunstancias solo para lograr lo que quieren. Podrían usar el chantaje emocional. Las personas egoístas son hábiles manipuladores por instinto y fanáticos del control en el fondo.

Las personas manipuladoras realmente creen que su forma de manejar una situación es la única porque significa que sus necesidades están siendo satisfechas, y eso es todo lo que importa. La manipulación da miedo porque no es algo con lo que la gente nace. Se desarrolla con el tiempo y se practica.

Si hay personas egoístas en tu vida que intentan manipularte, simplemente tienes que aprender a defenderte. Porque tú tienes una opción en todo este asunto. La verdad es que la mayoría de nosotros pasamos por alto un elemento increíblemente importante en nuestras vidas: la relación que tenemos con nosotros mismos.

. . .

Las personas egoístas conspiran y traman en tu contra

Este es particularmente el caso de las personas egoístas que son narcisistas en toda regla. Las personas egoístas son manipuladoras y buscan sacar algo de ti para su propio beneficio. Realmente no están interesadas en ti, excepto como un vehículo que les permite obtener el control para que te conviertas en un participante involuntario en sus planes.

Pueden comenzar a mencionar con semanas de anticipación algo que podría suceder o temen que suceda, y entonces, cuando todo se descontrole, no te sorprendas y haz lo que puedas para recuperar el control de la situación.

Las personas egoístas no se preocupan por los demás.

Las personas egoístas son indiferentes y negligentes con las necesidades de los demás. Por ejemplo, si les abres tus emociones, es posible que intenten manipularte para obtener lo que quieren o hacerte sentir culpable.

Si está molesta, una persona emocionalmente manipuladora puede tratar de hacerte sentir culpable por sus sentimientos.

. . .

Pueden usar frases como "si realmente me quisieras, nunca me cuestionarías" o "no podría tomar ese trabajo. No quisiera estar tanto tiempo lejos de mis hijos".

Si te encuentras en esta situación, no debes confiar en ellos. Más bien, ponerte a ti misma en primer lugar cuando estés con ellos. El problema es que a muchos de nosotros nos cuesta ponernos a nosotros mismos en primer lugar...

Sentimos que "no somos lo suficientemente buenos". Entonces, ¿cómo puedes superar esta inseguridad que te ha estado molestando? La forma más eficaz es aprovechar todo tu poder personal.

Todos tenemos una increíble cantidad de poder y potencial dentro de nosotros, pero la mayoría de nosotros nunca lo aprovechamos. Nos atascamos en la duda y las creencias limitantes. Dejamos de hacer lo que nos trae la verdadera felicidad. El verdadero empoderamiento debe venir desde adentro.

Las personas egoístas son engreídas y egocéntricas

La forma en que las personas egoístas piensan es que quieren que se les ponga primero. Sin embargo, no se conforman con ser la prioridad. Ellos también quieren derribarte. ¿Alguna vez conociste a alguien que insiste en que todo lo que dice es relevante y todo lo que dice no lo es? Ese es un ejemplo clásico de una persona egoísta.

Es poco probable que las personas egoístas respondan muy bien a tus necesidades. Si alguien es totalmente egoísta y no se preocupa por los demás, es probable que no te responda de otra manera que no sea evaluando cómo satisfaces tú sus necesidades.

La forma de lidiar con esto es simplemente ignorarlos. Que sean como son y que no te afecte personalmente.

A las personas egoístas les resulta difícil compartir y dar

Tal vez conozcas a una persona egoísta, pero tienes algunas dudas porque esa persona muestra un lado solidario.

Déjame decirte esto, todo es falso. Cuidar, compartir y dar no es algo fácil para ellos y esas acciones se mostrarán en esta situación.

Por un lado, querrán algo a cambio: tal vez quieren que todos sepan que hicieron algo bueno para que sean elogiados por ello. Si te encuentras en esta situación, simplemente deja que su gesto de buena voluntad pase desapercibido y no le elogies por ello.

Las personas egoístas anteponen sus propios objetivos a los de los demás

Cuando llamamos a alguien egoísta (como un rasgo), queremos decir que constantemente antepone sus propios objetivos a los de los demás. Las personas egoístas necesitan a otras personas, y es por eso que siempre están violando los límites.

Por su forma de pensar, esperan que los demás hagan las cosas por ellos. Cuando veas que esto está pasando, no les dejes tener lo que quieren. Se trata de control, así que no se lo des.

Las personas egoístas no muestran debilidad ni vulnerabilidad

Las personas egoístas no hacen nada gratis, tienen miedo de intentar algo y sentir que la acción en realidad no ayuda o no sirve para mucho. Siempre es "¿qué hay para mí?" Los narcisistas son efectivos para protegerse contra la vulnerabilidad extrema.

Las personas egoístas o narcisistas tienen miedo de mostrar debilidad. Piensan que al ayudar a otras personas están demostrando debilidad o inseguridad interna.

No se dan cuenta de que todos tienen debilidades, incluso ellos. Estas debilidades son las que nos hacen humanos, pero ellas piensan que están por encima de todo, por lo que están cerca de ser perfectas.

Las personas egoístas no aceptan críticas constructivas

Las personas que son egoístas no pueden y no aceptarán críticas constructivas. Sus enormes egos simplemente no pueden procesar que la crítica constructiva es por su propio bien. El egocentrismo puede hacer que hagamos suposiciones incorrectas sobre lo que otras personas piensan o sienten y molestar o incluso enfurecer cuando otros no ven las cosas a su manera.

Este es particularmente el caso de un narcisista. Cuando son criticados, los narcisistas se muestran lamentablemente incapaces de retener cualquier equilibrio emocional o receptividad, solo piensan que intentas devaluar su trabajo y su potencial. Esta situación siempre terminará con la persona egoísta defendiéndose. De hecho, es muy difícil para ellos darse cuenta de que están equivocados.

Las personas egoístas creen que lo merecen todo

Ser egoísta no solo se caracteriza por el egocentrismo, sino también por un falso sentido de derecho. Por ejemplo, esperan ser recompensados continuamente incluso sin hacer nada. ¿La razón? Se lo merecen todo y son perfectos.

Las personas egoístas creen que todo a su alrededor debería ser perfecto: creen que deben ser perfectos, que tú debes ser perfecta, que los eventos deben ocurrir exactamente como se espera y que la vida debe desarrollarse exactamente como ellos la imaginan.

Esta es una demanda insoportablemente imposible, que hace que el narcisista se sienta insatisfecho y miserable la mayor parte del tiempo. Creen que siempre tendrán éxito porque son quienes son, a pesar de que la realidad sea completamente distinta.

Las personas egoístas no escuchan a quienes no están de acuerdo con ellas

. . .

Este tipo de personas pueden estar demasiado ocupadas hablando de sí mismas para escucharte. Ellos no dejarán de hablar de ellos mismos y no entablarán una conversación sobre ti o tus necesidades.

Cuando le dices algo a una persona egoísta, aunque sea constructivo, es probable que lo tomen en tu contra. Pensarán que eres su enemiga y que no mereces su respeto o atención. La crítica es buena porque te permite aprender de las opiniones de los demás. Pero una persona egoísta no tiene tiempo para ampliar sus horizontes y crecer.

Las personas egoístas critican a los demás a sus espaldas

Las personas egoístas prefieren el juicio fácil y nada es más fácil que juzgar a espaldas de una persona. En el fondo, temen no tener razón y pasarán este juicio a otros, desde la distancia. Pueden hacer esto porque creen que son mejores que otras personas y por lo general, las variables que perciben como mejores están relacionadas con el poder y el estatus.

Las personas egoístas exageran sus logros

. . .

Una de las deficiencias más notorias de las personas egoístas es su falta de humildad. La humildad, considerada como una preciosa virtud humana, es necesaria para crecer como personas y como seres sociales en nuestro entorno.

Sin embargo, las personas egoístas, que tienen un ego enorme, siempre buscarán formas de sobresalir y exagerar sus logros. Desafortunadamente, tampoco podrás hacerlos cambiar de opinión: la evidencia indiscutible de su autoevaluación inexacta y demasiado inflada no cambia la autopercepción de alguien con un alto nivel de egoísmo.

Las personas egoístas tienen miedo al fracaso público

Los egoístas no pueden tolerar ningún tipo de fracaso y la humillación pública se considera el peor tipo de fracaso que podría ocurrir. Las personas egoístas no pueden decidirse a pensar en su fracaso. Cuando fallan, huyen de la situación o culpan a los demás.

Sin embargo, cuando otras personas fallan es otra historia.

No se lo piensan dos veces antes de emitir críticas severas cuando otros fallan. La mayoría de las veces, son los primeros en decirte que "debiste haberlo visto venir".

. . .

Las personas egoístas dominan a los demás

Muchos egoístas persiguen un enfoque de ganar a toda costa, todo vale. ¿Conoces a alguien que te llama cuando le da la gana? ¿O te pide que le conozcas según sus caprichos y fantasías?

Esta es una característica de una persona egoísta: te envuelven alrededor de sus dedos y es bastante difícil soltarse. Las víctimas de personas egoístas acaban perdiendo la confianza.

Los egoístas pueden distorsionar la verdad a través de la desinformación, simplificando en exceso, ridiculizando y sembrando dudas. También pueden ser increíblemente hábiles en el uso de elementos clásicos de control del pensamiento y lavado de cerebro.

Si te encuentras en esta situación, dale la vuelta a la tortilla y no pierdas tu personalidad. Si no pueden contra tu asertividad, se irán de tu vida. Y eso es algo bueno para ti.

Una vez que entiendes que este tipo de comportamientos son alertas rojas que pueden indicar que estás tratando con una persona egoísta, es importante que identifiques estrategias que te permitan lidiar con esta situación.

Enójate

Aquí hay un consejo contradictorio si quieres liberarte de las personas egoístas: enójate por eso. Enojarse puede ser un excelente catalizador para hacer un cambio real en tu vida.

Incluyendo salir de relaciones tóxicas.

Es importante que identifiques ¿cómo lidias con tu ira? Si eres como la mayoría de la gente, entonces lo suprimes. Te enfocas en tener buenos sentimientos y tener pensamientos positivos. Eso es comprensible. Toda la vida se nos ha enseñado a mirar el lado positivo. Que la clave de la felicidad es simplemente esconder tu ira y visualizar un futuro mejor.

Incluso hoy en día, el pensamiento positivo es lo que predican la mayoría de los "gurús" del desarrollo personal.

Pero, ¿y si te dijera que todo lo que te han enseñado sobre la ira está mal? ¿Esa ira, adecuadamente aprovechada, podría ser un arma secreta en una vida productiva y significativa?

. . .

Puedes convertir tu ira en tu mayor poder personal. Estar enojada no se trata de culpar a los demás o convertirse en una víctima. Se trata de usar la energía de la ira para construir soluciones constructivas a tus problemas y hacer cambios positivos en tu propia vida.

Acepta que no tienen respeto por los demás

Por muy molesto que sea tratar con una persona egoísta, debes aceptar su forma de ser, de lo contrario, te sentirás frustrada y molesta con su comportamiento. Las personas egoístas consumen el tiempo y la energía de los demás y, a pesar de lo que te digas a ti misma, su narcisismo no tiene fin a la vista.

Aquí hay algunas cosas que debes aceptar sobre ellos, en lugar de sentir frustración: debes saber que no pondrán tus necesidades primero, no serán atentos y considerados y se preocuparán puramente por sus propios intereses.

Una vez que hayas aceptado estas cosas sobre ellos, no reaccionarás negativamente cuando actúen de forma egoísta.

. . .

Porque actuarán de manera egoísta. Y ahora puedes concentrarte en formas más importantes que te permitan lidiar con ellos.

Date la atención que sabes que mereces

Las personas egoístas solo quieren atención para ellos mismos. Pero no quieren darla. Y no tiene sentido tratar de cambiar a una persona narcisista egoísta, pues este tipo de personas solo cambiarán si sirve a su propósito.

Así que es hora de cambiar el rumbo y concentrarte en ti misma. Olvídate de esos problemas de los que no pueden dejar de balbucear y concéntrate en ti. Si te sientes un poco deprimida, pregúntate por qué. Si te sientes un poco mal, ve a que te corten el pelo y te den un masaje, o lee un buen libro, sal a tomar aire y calmarte.

No tienes que ignorar tus propias necesidades para prestar atención a un succionador de energía ensimismado. Solo te dejará emocionalmente agotada y no podrás ayudar a las personas que realmente te necesitan.

Hagas lo que hagas, no caigas a su nivel

. . .

Las personas egoístas son frustrantes. Solo se preocupan por ellos mismos y te manipularán para conseguir lo que quieren. Si bien puede ser difícil no dejarte llevar por el comportamiento de una persona egoísta, no tiene sentido atacarla.

Tu energía se gasta mejor en una conversación productiva, que encontrarás en otro lugar, así que no trates de ganarles.

Dos personas no deberían jugar este juego. Así que es crucial que mantengas tu ingenio al respecto y no sigas su juego. Si sientes que te están manipulando para que puedas ayudarlos, detente.

Del mismo modo, no reacciones emocionalmente a su comportamiento egoísta. Si te hacen sentir enojada o frustrada, entonces estás cayendo a su nivel de energía tóxica, lo que no le hará ningún bien a nadie. Conócete a ti misma y a la persona amorosa que eres.

No les prestes atención

Los egoístas necesitan atención constante, incluso siguiéndote por la casa, pidiéndote que encuentres cosas o diciendo constantemente algo para llamar tu atención. Las personas egoístas anhelan la atención de la gente, constantemente buscan simpatía, es por eso que les encanta jugar a la víctima.

. . .

Así que, si puedes evitarlos, hazlo. Nunca te preguntes primero: "¿Cómo llevo esta relación?", en su lugar, comienza con "¿debería de alimentar esta relación?" Con los narcisistas, la respuesta suele ser que no, no vale la pena.

No solo hables sobre lo que les interesa, habla sobre lo que te interesa

Las personas ensimismadas pueden sabotear tus conversaciones para solo hablar de sí mismas y de lo que les interesa.

Al narcisista le encanta hablar de sí mismo y no te da la oportunidad de participar en una conversación bidireccional.

Ten esto en cuenta y no dejes que suceda. No estás allí simplemente para escuchar, especialmente cuando el tema de conversación es aburrido y se trata de ellos. Saca a relucir historias aleatorias e interesantes de las que te encanta hablar. Si no pueden manejarlo y quieren alejarse de ti, ¡aún mejor!

Deja de hacer todo lo que te exigen que hagas

. . .

No hay forma de evitarlo: las personas egoístas quieren que la gente haga cosas por ellos. Y una realidad es que no harán nada por nadie más. Si bien es importante ayudar a alguien cuando lo necesita, hay una línea que no se cruza.

La pauta más importante cuando se trata de una persona psicológicamente manipuladora es conocer tus derechos y reconocer cuándo están siendo violados. Mientras no dañes a otros, tienes derecho a defenderte y defender tus derechos.

Si constantemente te piden que hagas cosas por ellos y no hacen nada a cambio, entonces debes poner fin a este acuerdo unilateral. Es hora de ser asertiva y defenderte.

De manera sensata, hazles saber que nunca hacen nada por ti y esperan el mundo para ellos. Eres tan importante como ellos.

No pases demasiado tiempo con ellos

Esto es obvio, pero muchas personas cometen el mismo error una y otra vez. Si te sientes frustrada por lo tóxicos y egocéntricos que son, limita tu tiempo con ellos. Hazte cargo y obtén algo de tiempo para ti. Cuídate primero y recuerda que no es tu trabajo arreglarlos.

Sencillo, ¿verdad? A veces tienes que respetarte a ti misma y a tu tiempo. Es posible que se quejen de que ya no tienes mucho tiempo para ellos, pero mantente firme en solo verlos de vez en cuando. De esta forma, podrás mantener la amistad o una relación cordial, pero no te verás tan afectada por su energía tóxica.

Pasa el rato con gente que sea buena para ti

Las personas con las que sales tienen una gran influencia en tu vida. Somos el promedio de las 5 personas con las que más nos juntamos, así que, si te relacionas continuamente con personas egoístas, es posible que te vuelvas egoísta. Pero yo sé y tú sabes que no quieres eso.

 ¿Entonces qué puedes hacer? Sal con personas que sean positivas y edificantes. ¡La vida es demasiado corta para pasar tiempo con personas tóxicas y egoístas! Además, esto te ayudará a obtener nuevas perspectivas e identificar otro tipo de relaciones: sanas.

Terminar la relación

Este es un paso drástico. Pero si esta persona egoísta realmente te está afectando y está obstaculizando seriamente tu vida, entonces es posible que desees considerar cómo sería la vida sin ella.

Si esta persona egoísta es un narcisista, no está descartado que te dañe emocionalmente, porque como hemos visto, los narcisistas se preocupan por sí mismos y harán cualquier cosa para conseguir lo que quieren.

Como mencionamos anteriormente, no tiene mucho sentido tratar de cambiarlos, ya que un narcisista "solo cambiará si sirve a su propósito". A veces es necesario cuidar de ti misma y de tu propia salud emocional. Si sientes que tienen el potencial de dañarte, entonces podría ser el momento de dar el siguiente paso y deshacerte de ellos.

Si quieres evitar que la gente te manipule, entonces debes defenderte. Si esto te asusta, es hora de abrazar a tu bestia interior. Las personas egoístas causan dolor a las personas que las rodean, rompen corazones y causan problemas a cualquiera: no quieres eso para ti.

El egoísmo viene con la inmadurez. Lo más que puedes hacer es actuar para que dejen de controlarte, y así enseñarles que están equivocados. Hazles saber que no pueden controlarte. Con suerte, captarán la indirecta y se irán. O se darán cuenta de que es hora de cambiar… Sólo mantén los dedos cruzados.

5

Identificando a los controladores

Las relaciones tóxicas pueden acercarse sigilosamente a casi cualquier persona. Y el comportamiento controlador por parte de una pareja no conoce fronteras: personas de cualquier edad, género, orientación sexual o nivel socioeconómico pueden estar en relaciones controladoras, desempeñando cualquier papel.

Muchos de nosotros visualizamos a una pareja controladora como alguien que reprende abiertamente a todos en su camino, es físicamente agresiva o constantemente lanza amenazas o un ultimátum. Nos imaginamos al matón gruñón que menosprecia a cada mesero con el que se encuentra o le ordena a su pareja cómo vestirse de pies a cabeza.

. . .

Si bien esos signos son realmente preocupantes, hay muchos signos adicionales que pueden mostrarse de manera bastante diferente. De hecho, algunas personas controladoras están actuando por una sensación de fragilidad emocional y mayor vulnerabilidad, y tal vez muestren rasgos de disforia sensible al rechazo.

Las personas controladoras usan todo un arsenal de herramientas para dominar a sus parejas, ya sea que ellas o sus parejas se den cuenta de lo que está pasando o no. A veces, la manipulación emocional es lo suficientemente compleja como para que la persona que está siendo controlada realmente crea que ella misma es el villano, o que tiene mucha suerte de que su pareja controladora los "tolere".

Ya sea que el comportamiento controlador conduzca a un abuso emocional o físico más severo o no, no es una situación saludable. Si notas más de un par de estos signos dentro de tu relación o tu pareja, tómalo en serio.

Aislarte de amigos y familiares

Puede comenzar sutilmente, pero este suele ser el primer paso para una persona controladora. Tal vez se quejen de la frecuencia con la que hablas con tu hermano por teléfono o dicen que no les gusta tu mejor amiga y que no creen que debas salir más con ella. O intentan ponerte en contra de cualquier persona en la que estés acostumbrada a confiar para obtener apoyo además de ellos.

Su objetivo es despojarte de tu propia red de apoyo y, por lo tanto, de tu fuerza, para que sea menos probable que tengas la capacidad de enfrentarte a ellos cuando quieran "ganar", porque al final del día, tu única red de apoyo disponible será lo que tienes con ellos.

Crítica crónica, incluso por cosas pequeñas

La crítica, como el aislamiento, también es algo que puede comenzar de a poco. De hecho, alguien puede tratar de convencerse a sí mismo de que las críticas de su pareja están justificadas, o de que su pareja solo está tratando de ayudarle a ser una mejor persona. O pueden tratar de racionalizarlo, diciendo que no es gran cosa que a su pareja no le guste la forma en que se visten, hablan, comen o decoran su casa y que no deben tomárselo como algo personal.

Sin embargo, en última instancia, no importa cuán pequeña parezca una crítica individualmente, si es parte de una dinámica constante dentro de tu relación, sería muy difícil sentirte aceptada, amada o validada. Si cada pequeña cosa que haces podría mejorar a los ojos de tu pareja, entonces, ¿cómo te valoran como un verdadero igual, y mucho menos te aman incondicionalmente?

. . .

Amenazas veladas o manifiestas, contra ti o contra ellos

Algunas personas piensan que las amenazas tienen que ser de naturaleza física para ser problemáticas. Pero las amenazas de irse, cortar los "privilegios" o incluso las amenazas de la persona controladora de hacerse daño a sí misma pueden ser tan manipuladoras emocionalmente como la amenaza de violencia física.

No es inaudito que la pareja que está siendo controlada se sienta atrapada en una relación no por temor a que ellos mismos sean dañados, sino que su pareja pueda autodestruirse o hacerse daño si se fuera.

Otras veces, una persona puede ser amenazada con perder su hogar, el acceso a sus hijos o el apoyo financiero si deja a una pareja controladora o abusiva (o es dejada por ellos). Ya sea que las amenazas sean genuinas o no, es solo otra forma en que la persona controladora obtiene lo que quiere a expensas de su pareja.

Condicionar la aceptación/cuidado/atracción

. . .

"Te quiero mucho más cuando haces buenas ventas en el trabajo", "no tengo ganas de tener intimidad contigo... pero si sigues haciendo ejercicio y pierdes un poco más de peso, serás más atractiva para mí", "si ni siquiera puedes molestarte en hacer la cena, ni siquiera sé lo que obtengo de esta relación", "te verías mejor si solo tomaras más tiempo arreglando tu cabello", "si hubieras terminado la universidad, tendrías algo de qué hablar con mis amigos y no te sentirías tan excluida"...

Aunque algunos de estos ejemplos son más evidentes que otros, el mensaje es el mismo: tú, en este momento, no eres lo suficientemente buena. Es el denominador común de muchas relaciones controladoras.

Un cuadro de mando hiperactivo.

Las relaciones sanas y estables tienen un sentido de reciprocidad incorporado. Es inherente que se cuiden el uno al otro y que no cuenten cada pequeña vez que hagan algo para ayudar al otro. Si tu pareja siempre lleva un registro de cada interacción dentro de su relación, ya sea para guardar rencor, exigir un favor a cambio o recibir palmaditas en la espalda, muy bien podría ser su forma de tener la ventaja. Y puede ser francamente agotador.

. . .

Usar la culpa como herramienta.

Muchas personas controladoras son hábiles manipuladores para hacer que las propias emociones de su pareja trabajen a favor de la persona controladora.

Si pueden manipular a sus parejas para que sientan un flujo constante de culpa por lo que sucede todos los días, entonces gran parte del trabajo de la persona controladora está hecho por ellos: sus parejas intentarán hacer todo lo posible para no tener que sentirse culpables.

A menudo, esto significa ceder y renunciar al poder y a tu propia opinión discrepante dentro de la relación, lo que le hace el juego a la persona controladora. Entonces, no te dejes enredar en ese terrible juego.

Crear una situación con la que estás en deuda

El control de las personas puede aparecer con mucha fuerza al principio con gestos aparentemente románticos. Pero después de una inspección más cercana, muchos de esos gestos (obsequios extravagantes, expectativas de un compromiso serio desde el principio, invitarte a comidas lujosas o a salidas de aventura, permitirte tener el uso completo de su automóvil o casa cuando no están allí) pueden ser utilizados para controlarte.

Específicamente, crean la expectativa de que des algo a cambio, o la sensación de que te encuentras en deuda con esa persona por todo lo que te ha dado.

Esto puede hacer que sea más difícil escapar desde el punto de vista emocional y logístico cuando suenen más campanas de advertencia.

Espiar, husmear o requerir una divulgación constante

Una pareja controladora generalmente siente que tiene derecho a saber más de lo que realmente sabe. Ya sea que mantengan su espionaje en secreto o exijan abiertamente que debes compartir todo con ellos, es una violación de los límites desde el principio.

Tal vez él revisa tu teléfono, inicia sesión en tu correo electrónico o rastrea constantemente tu historial de Internet, y luego lo justifica diciendo que ha sido traicionado antes, tiene problemas de confianza o el viejo estándar: "si no estás haciendo nada mal, entonces no debería importarte mostrármelo".

. . .

Es una violación de tu privacidad, de la mano con el mensaje inquietante de que no tienen interés en confiar en ti y, en cambio, quieren asumir una presencia policial dentro de tu relación.

Celos hiperactivos, acusaciones o paranoia

Los celos de una pareja pueden ser halagadores al principio, podría decirse que se puede ver como entrañable, o una señal de cuánto les importa o qué tan apegados están. Sin embargo, cuando se vuelve más intenso, puede ser aterrador y posesivo.

Una pareja que ve cada interacción que tienes como coqueteo, sospecha o te amenaza por entablar contacto con personas, o te culpa por interacciones inocentes porque abre la posibilidad de estar "engañando a alguien" puede ser insegura, ansiosa, competitiva o incluso paranoica. Además, cuando esta perspectiva se arraiga en su relación, es muy probable que también estén tratando de controlar.

No respetar tu necesidad de tiempo a solas

. . .

Es otra forma de minar tu fuerza: hacerte sentir culpable por el tiempo que necesitas para cargarte de energía, o hacerte sentir que no los amas lo suficiente cuando quizás necesites menos tiempo con ellos que ellos contigo.

Es natural que dos personas no tengan automáticamente exactamente las mismas necesidades en términos de tiempo a solas, incluso si ambos son extrovertidos (o introvertidos).

En las relaciones sanas, la comunicación sobre esas necesidades conduce a un compromiso viable; sin embargo, con los controladores, la persona que necesita el tiempo a solas se convierte en un villano o se le niega el tiempo por completo, lo que le quita otra forma en que puede fortalecerse.

Hacer que te "ganes" la confianza u otro buen trato

Por supuesto, confiarás más en alguien con quien has salido durante cinco años que en la persona con la que has estado saliendo durante un mes. Pero cierta cantidad de confianza debe asumirse o ser inherente a la relación.

Por ejemplo, como se mencionó, no siempre debes tener que detallar tu paradero en cada momento de cada día, ni tu pareja debe tener automáticamente el derecho de acceder a tu correo electrónico, mensajes de texto o historial de búsqueda en Internet.

Si la confianza o incluso el trato civilizado se ve como algo en lo que debes trabajar en lugar de un aspecto básico de la relación para permitir que ésta prospere, la dinámica de poder en tu relación está fuera de lugar.

Asumir que eres culpable hasta que se demuestre tu inocencia

Una vez más, una persona controladora suele ser muy hábil para hacerte sentir que has hecho algo mal incluso antes de que te des cuenta de lo que hiciste. Puedes entrar por la puerta y encontrarle ya enojado por algo que encontró, pensó o decidió en tu ausencia.

Y es posible que conserven "pruebas" de tu mala conducta hasta el punto de que sientas que tienen todo un caso en tu contra, aunque no lo entiendas del todo. Desde dónde pones su taza de café favorita hasta si almorzaste con un compañero de trabajo sin que ellos lo supieran, siempre se supondrá que has tenido motivos delictivos.

. . .

¿Por qué hacen esto? Para usarlo como justificación para castigarlo de alguna manera, o para tratar de evitar que vuelvas a cometer ese "error" de manera preventiva, para que sigas actuando de la manera en que ellos quieren que lo hagas.

Discutir hasta cansarte para que cedas

Mientras que a algunas personas controladoras les gusta ejercer su influencia debajo del radar, muchas otras discuten abierta y crónicamente y aceptan el conflicto cuando pueden conseguirlo. Esto puede ser especialmente cierto cuando tu pareja es más pasiva y es probable que la persona controladora triunfe en cada desacuerdo que surja, solo porque la pareja que está siendo controlada evita más los conflictos por naturaleza o simplemente está exhausta por las peleas que ha tenido.

Hacerte sentir menospreciada por creencias arraigadas

Tal vez sea tu fe o tu política. Tal vez sean las tradiciones culturales o tu visión de la naturaleza humana. Es genial cuando nuestras parejas pueden desafiarnos en debates interesantes y darnos nuevas formas de ver el mundo, pero no es bueno cuando te hacen sentir pequeña, tonta o estúpida.

. . .

Es igual de malo cuando constantemente intentan hacerte cambiar de opinión sobre algo importante para ti en lo que crees. La apertura a nuevas experiencias es maravillosa, pero una pareja controladora no lo ve como una calle de doble sentido, y solo quiere que seas y pienses más como ellos.

Hacerte sentir que no estás "a la altura" o que no eres digno de ellos

Ya sea haciéndote sentir sutilmente menos atractiva de lo que ellos son, reforzando constantemente sus logros profesionales en comparación con los tuyos o incluso comparándote desfavorablemente con sus ex, las personas controladoras a menudo quieren que te sientas agradecida por tener una relación con ellos.

Esto crea una dinámica en la que estarás más dispuesta a trabajar más y más para mantenerlos contigo y para hacerlos felices, incluso sin ningún esfuerzo por su parte, un sueño para alguien que quiere dominar una relación.

Burlas o chistes que tienen un trasfondo incómodo

. . .

El humor e incluso las burlas pueden ser un modo fundamental de interacción en muchas relaciones a largo plazo. El aspecto clave es si se siente como una dinámica cómoda y amorosa para ambas partes.

En muchas relaciones controladoras, el abuso emocional puede estar apenas disimulado como "solo estaba jugando contigo; no debes tomártelo como algo personal". Y de un solo golpe, no solo se mantiene la crítica original, sino que ahora se ha impuesto una crítica adicional de que tuviste la reacción "incorrecta". Y básicamente te están diciendo que no tienes derecho a tus propios sentimientos, un movimiento clásico al controlar a las personas en todas partes.

Interacciones sexuales que luego se sienten molestas

Una dinámica abusiva o controladora dentro de una relación a menudo puede llegar al dormitorio. A veces las cosas se sienten mal incluso en el momento, pero otras veces es un patrón de sentirse incómoda después de la interacción. De cualquier manera, cuando te sientes constantemente inquieta por lo que sucede en tu relación sexual, es una señal de que algo anda mal.

Incapacidad o falta de voluntad para escuchar tu punto de vista

. . .

Puedes notar que te interrumpen constantemente, o que las opiniones que expresas se descartan rápidamente o nunca fueron reconocidas en primer lugar. Tal vez la conversación siempre esté tan abrumadoramente dominada por tu pareja que no puedas recordar la última vez que te hizo una pregunta significativa sobre cómo estabas y realmente escuchó la respuesta.

Piensa, también, si alguna vez has tratado de darles retroalimentación sobre cómo te hace sentir su comportamiento, y si realmente han sido capaces de asimilarlo, o si lo han descartado sin más (o tal vez incluso te culpó por tener una opinión inválida.)

Presionarte para que tenga comportamientos poco saludables, como el abuso de sustancias

Socavar tus objetivos de acondicionamiento físico, tentarte constantemente con cigarrillos cuando has dejado de fumar, no respetar tu decisión de tomar solo un trago en lugar de tres: todas estas son formas en que las personas controladoras pueden tratar de frustrar tus intentos de ser una persona más saludable (y más fuerte). Dado que las personas controladoras prosperan al debilitar a sus parejas, es una herramienta natural para que la usen.

• • •

Frustrar tus objetivos profesionales o educativos haciéndote dudar de ti misma

Tal vez siempre asumiste que irías a la facultad de derecho, pero ahora tu pareja te hace sentir que tus calificaciones no son lo suficientemente buenas para ingresar. Tal vez solías tener mucho impulso para ser dueña de tu propio negocio, pero tu pareja tiende a calificar tus ideas como tontas y descubres que has perdido la confianza para llevarlas adelante.

A menudo, una pareja controladora tiene una forma de usarte como un arma contra ti misma, plantando semillas de duda sobre si eres lo suficientemente talentosa, inteligente o trabajadora para hacer que sucedan cosas buenas en tu vida. Esta es otra forma en que pueden quitarte tu autonomía, poniéndote más en deuda con ellos y sirviendo bastante bien a sus propósitos.

Las personas que viven bajo la influencia de hombres controladores enfrentan un serio desafío para su salud mental y bienestar. El autocontrol puede ser una herramienta valiosa en situaciones con hombres controladores. Cuando nos controlamos, podemos trabajar para tener, hacer y ser lo que nos hace felices a largo plazo.

· · ·

Tratar con alguien que intenta controlarte a menudo significa enfrentar una pérdida de control dentro de ti misma. Pero recuerda que siempre tienes opciones. Puede resultar abrumador contradecir o incluso dejar a alguien que amas, pero sea cual sea tu decisión final, puedes empezar por hacerte cargo de tus pensamientos, emociones y comportamientos.

Comprender los tipos de personalidad controladora

Antes de que puedas lidiar con hombres controladores, es útil entender lo que están haciendo y por qué.

Una persona que trata de controlarte probablemente tenga un tipo de personalidad controladora. Si bien no existe un diagnóstico clínico oficial para controlar las personalidades, existen muchos rasgos y trastornos identificables que pueden desempeñar un papel en este comportamiento.

Las personas con problemas de control pueden ser narcisistas y suelen estar motivadas por el miedo, una persona con una personalidad controladora suele sufrir altos niveles de ansiedad. En lugar de abordar este problema directamente y aprender a superarlo, intentan resolverlo controlando todos los aspectos de sus vidas, incluidas las personas.

· · ·

El "trastorno de personalidad controladora" no es (todavía) una condición reconocida, pero todos los profesionales de la salud mental estarían de acuerdo en que controlar a los demás es una mentalidad poco saludable y puede ser un síntoma de otros trastornos, como el narcisismo y el trastorno de personalidad antisocial.

Ambos trastornos se asocian con falta de empatía y mal humor. Muchas personas controladoras a menudo tienen problemas de abuso de sustancias, problemas con el control de los impulsos y también problemas con el manejo de la ira.

Reconoce la parte de ti que acepta el control de otro

¿Alguna vez te has preguntado por qué te permites ser controlada por otra persona? Puede ser difícil de entender para ti, especialmente si tienes el control de otras áreas de tu vida. Pero hay razones por las que dejar que otra persona te controle puede parecer correcto al principio.

Por ejemplo, puedes permitir que alguien te controle porque sientes que sabe más que tú, tiene más experiencia o es, de alguna manera, mejor que tú. Si este es el caso, reconoce que eres una persona valiosa y mereces controlar tu propia vida.

. . .

Algunas personas permiten que otros las controlen porque están cegadas por el amor. Los hombres controladores a menudo hacen grandes demostraciones románticas. En algún nivel, sus expresiones pueden reflejar sentimientos genuinos, pero pueden amar una imagen idealizada de ti.

Cada vez que te alejas de esa persona, sienten una fuerte necesidad de empujarte de vuelta a ella. Debido a que crees que su amor profeso es real, puede ser muy difícil luchar contra su control y la imagen que tienes de ellos.

Recupera la responsabilidad de tu vida

Otra razón por la que puedes permitir que te controlen es que puede parecer muy fácil dejar que otra persona tome decisiones por ti. La toma de decisiones puede ser difícil, pues hay tantas opciones para hacer todos los días... Y si tomas tus propias decisiones, tienes que vivir con las consecuencias. Tu decisión podría estar equivocada.

Date cuenta de que dejar que otra persona decida por ti es en sí mismo una decisión. Cuando te haces cargo de las decisiones y tomas esta responsabilidad, estás en una mejor posición para obtener el control de tu vida.

. . .

Decide si necesitas o quieres controlar a los hombres en tu vida

Es posible que estés en una posición que te permita evitar la influencia de los hombres controladores, pero algunas personas no pueden escapar de todas esas situaciones. Tal vez tienes un trabajo que amas, pero un jefe que controla cada uno de tus movimientos.

Es posible que desees permanecer en tu matrimonio o relación, pero no ser controlada nunca más. Si deseas participar plenamente en el mundo, lo mejor es aprender los mecanismos de afrontamiento para hacer frente a estas situaciones.

La buena noticia es que no tienes que aislarte para recuperar el control de tu vida. Cuando entiendes el problema y sabes cómo lidiar con él, puedes controlarte incluso cuando otros intentan socavar tu poder.

Identifica lo que quieres de la vida

Es fácil perder la pista de lo que quieres cuando estás acostumbrada a dejar que otros te controlen. Incluso puedes llegar a creer que quieres lo que ellos quieren. Pero debido a que no hay dos personas exactamente iguales, es muy poco probable que tus deseos se alineen perfectamente con los de otra persona.

Entonces, el primer paso para conseguir la vida que deseas podría ser averiguar qué tipo de vida sería esa. Escribir un diario puede ayudarte a descubrir tus sueños y deseos enterrados durante mucho tiempo. O, si nunca has perdido completamente de vista tu visión, puedes usar un diario para definirla con mayor precisión.

Una vez que sepas qué es lo más importante para ti como persona, infórmate más al respecto. Si la educación es importante para ti, visita una universidad y averigua qué hay disponible.

Si lo que deseas es un trabajo específico, investiga las calificaciones que necesitas para obtenerlo. Comienza activamente a perseguir tus objetivos y se volverá más real.

Aprende y practica tu asertividad

Sabes a lo que te enfrentas. Tú sabes lo que quieres. Ahora, debes mantenerte firme con la persona que está tratando de controlarte. La habilidad especial llamada 'asertividad' te ayuda a mantenerte firme en tus creencias acerca de lo que es correcto para ti.

Cualquiera puede aprender a ser asertivo. Solo necesitas que alguien te explique las técnicas y te guíe. Un terapeuta suele ser el mejor equipado para ayudarte, hay aplicaciones que tienen muchos profesionales de salud mental calificados que pueden ayudarte en este viaje.

Establece límites saludables

Cuando no estableces límites saludables, es fácil ser controlada. Establecer límites es otra habilidad difícil que tendrás que dominar si quieres evitar que los hombres controladores te presionen. Una comprensión básica de dónde termina su legítimo control y comienza el tuyo es crucial para convertirte en una persona saludable y feliz.

Honra la verdad de quién eres

Dejar que alguien te controle es ceder a su idea de quién deberías ser. Dentro de ti, hay una verdad independiente de quién eres, y esa persona importa. Eres una parte valiosa del mundo. Alimenta ese yo interior y permítele ser lo que es.

. . .

Ciertamente, la mayoría de nosotros todavía tenemos trabajo por hacer para convertirnos en la persona que finalmente queremos. Sin embargo, en cada paso del camino, honrar nuestra verdad interior en ese momento nos ayuda a fortalecernos para que podamos alcanzar nuestro máximo potencial.

Buscar apoyo de salud mental es un paso importante si te sientes controlada por otra persona. Buscar el apoyo de un terapeuta puede empoderarte para liberarte de una relación controladora. A menudo hay una historia en estas relaciones y compartir esta parte de tu vida y honrar tu papel en estas circunstancias es un proceso que se puede mejorar mucho con el apoyo de profesionales capacitados.

6

Identificando a los hombres no disponibles emocionalmente

Estar con un hombre que no está emocionalmente disponible puede hacer que una mujer dude de sí misma y se pregunte si su chico realmente confía en ella y la ama. Es extremadamente doloroso sentirte excluida por tu pareja e incapaz de conectarte en un nivel profundo e íntimo.

La mayoría de las mujeres quieren estar en una relación en la que puedan expresarse plenamente y sentirse escuchadas y comprendidas. También quieren un hombre que esté dispuesto a compartir sus emociones y mostrar cierta vulnerabilidad.

Cuando hace esto, un hombre le está mostrando a su mujer que confía en ella y se preocupa por ella lo suficiente como para revelar su mundo interior.

. . .

Cuando la mujer no juzga ni critica cuando su pareja se abre, él se siente validado y ella se siente amada y respetada.

Es una victoria para ambas partes.

Quizás te estés preguntando cómo se comporta un hombre emocionalmente inaccesible. Tu pareja puede parecer ser un hombre sin emociones, y es normal cuestionar si esto es temporal o parte de su personalidad.

Si tienes un amigo o estás conociendo a alguien nuevo que parece no estar emocionalmente disponible, es muy posible que se esté conteniendo para sentirse más seguro de su compromiso mutuo antes de revelar más de sí mismo.

Pero cuando estás en una relación romántica, esperas que tu pareja profundice con el tiempo. Esperas que tu novio o pareja se acerque emocionalmente para crear una dinámica de intimidad entre ustedes. Si eres abierta, confiable y auténtica, esperas lo mismo de tu pareja.

Pero cuando tu hombre no puede abrirse, solo puede enfocarse en sí mismo o en temas superficiales, y se niega a revelar su "lado más suave", esta es una señal de que la relación se estancará y eventualmente se marchitará.

. . .

Una relación con un hombre emocionalmente inaccesible puede ser profundamente traumatizante. Este tipo de relaciones pueden dañarte dos veces: una por el abandono emocional del hombre que amas, y luego por los sentimientos de insuficiencia y baja autoestima que crea su desapego.

Ya sea intencional o no, la indisponibilidad emocional es una forma de abuso emocional. Para la mujer involucrada con un hombre emocionalmente inaccesible, se siente como si estuviera siendo privada de lo que más necesita en una relación: amor verdadero.

Incluso si tu pareja dice que te ama, su comportamiento te hace sentir indigna de amor. Haces volteretas hacia atrás tratando de ganar migajas de conexión y cercanía hasta que crees que las migajas son lo mejor que obtendrás y todo lo que mereces. Sigues esforzándote más, pensando que de alguna manera puedes alcanzarlo y desbloquear sus emociones.

Los hombres que muestran características emocionalmente inaccesibles no son solo el estereotipo de hombre encantador, guapo y superficial. Vienen en todos los estilos, formas y tipos de personalidad y tienen una variedad de antecedentes y experiencias de vida.

Algunos pueden tener estallidos de verdadera intimidad y pasión, seguidos de períodos de distanciamiento y frialdad.

Otros nunca revelan un deseo íntimo y auténtico de cercanía. La falta de disponibilidad emocional no significa necesariamente que un hombre sea superficial, egoísta o intencionalmente no disponible. Puede anhelar la cercanía, pero simplemente no sabe cómo lograrlo.

Estar disponible emocionalmente no es tan fácil para los hombres. Y para un hombre en una sociedad donde les damos a nuestros hombres mensajes tan contradictorios, no sorprende que tanto las personas que les piden a los hombres que estén disponibles emocionalmente como los hombres que intentan lograrlo estén confundidos.

Puede que existan hombres que desean desesperadamente conectarse con amigos, amantes y familiares de una manera muy real. Pero a menudo no tienen un modelo de cómo se ve eso y cómo hacerlo.

Ya sea que se vean afectados por las expectativas sociales, sus experiencias de la infancia o una personalidad narcisista, los hombres emocionalmente inaccesibles se están perdiendo la faceta más gratificante y dichosa de una relación amorosa: la intimidad.

Con demasiada frecuencia, a las mujeres les lleva mucho tiempo darse cuenta de que están involucradas con este tipo de hombre. Invierten grandes porciones de su tiempo y energía emocional tratando de "ganar" amor y afecto, solo para darse cuenta de que no lo obtendrán.

Antes de invertir más tiempo con un hombre que no puede o no quiere permitir la cercanía y la intimidad, es importante reconocer las características de este tipo de hombre.

Dificultad para expresar emociones y sentimientos

No importa cuánto lo intentes, no puedes arañar la superficie de las emociones del hombre en cuestión. Se siente incómodo hablando de sus verdaderos sentimientos de amor, dolor, vergüenza, culpa o cualquier otro sentimiento que pueda hacerlo parecer "débil" y vulnerable.

Ha aprendido a ignorar y suprimir sus emociones, negativas en particular, y se ha vuelto emocionalmente "daltónico".

. . .

Tiene un muro protector alrededor de sus emociones y puede enojarse, confundirse o ponerse a la defensiva si tratas de penetrarlo. A veces puede darte un vistazo de su mundo interior, solo para retroceder y bloquearte una vez más.

Resistente a comprometerse

Estos hombres a menudo temen el compromiso porque saben que requerirá más de ellos de lo que son capaces de dar. Comprometerse con una persona significa revelar más de sí mismos y asumir los riesgos que implica la intimidad.

Este miedo al compromiso es más que solo querer mantener abiertas sus opciones. Es un miedo sistémico de sentirse abrumado por emociones incómodas y las necesidades de su pareja. Necesitan una vía de escape rápida que el compromiso les impide.

Tiene dificultades para decir "te amo"

Si se compromete o se queda lo suficiente como para que se sientan como una pareja comprometida, no puede o no quiere decir: "te amo". Puede que hayas estado lista para decírselo durante mucho tiempo. Tal vez ya lo has dicho.

. . .

Muchas veces. Pero se avergüenza, cambia de tema o se aleja.

Decir esas tres palabritas es otra forma de compromiso con él que no puede soportar.

Esas palabras significan algo como "estoy aquí para ti y planeo quedarme". Entonces, el hecho de que él no pueda decirlas, especialmente si han estado juntos durante un periodo de tiempo considerable, debería ser una señal de alerta de que está cubriendo sus cartas o simplemente no puede hacer frente a tanta cercanía.

Actúa distante y, sobre todo, demasiado frío

En un esfuerzo por protegerse a sí mismo, el hombre emocionalmente inaccesible creará una personalidad que inicialmente parece misteriosa y genial. Pero con el tiempo, quieres y necesitas conocer a la persona detrás del hombre misterioso.

Desafortunadamente, este hombre ha dedicado mucho tiempo y energía a diseñar la forma en que se presenta al mundo, y no está dispuesto a dejar caer la fachada. Puede que ni siquiera sepa quién está detrás.

. . .

Es una barrera atractiva que mantiene a los demás, incluso a ti, a distancia para que no tenga que lidiar con la incertidumbre y la incomodidad de demasiada cercanía que lo hace sentir vulnerable o abrumado.

Incapacidad o falta de voluntad para ser vulnerable

El miedo a la vulnerabilidad es el miedo a mostrar tu verdadero yo. Este miedo a menudo proviene de un miedo más profundo al abandono. También refleja una actitud cultural sobre cómo los hombres deben comportarse y nunca mostrar debilidad.

Si revela su mundo interior y emociones poco seguras, es posible que lo veas débil y poco atractivo y quieras dejarlo.

O puede avergonzarlo tal como lo han hecho otras personas en el pasado cuando se abrió o mostró emoción.

También puede tener miedo de ser engullido, la sensación de que se está perdiendo en la relación. Al revelarte su verdadero yo, puede perder el control de sí mismo porque inconscientemente le preocupa que puedas controlarlo o dominarlo.

Le incomoda hablar de temas emocionales

. . .

Tú quieres que tu pareja amorosa esté ahí para ti cuando estés lidiando con emociones dolorosas o confusas. Lamentablemente, el hombre emocionalmente distante tiene dificultad para estar completamente presente con tus sentimientos.

No puede simplemente escuchar con empatía y apoyar tus sentimientos. O desvía su incomodidad ofreciéndote soluciones prácticas, o descarta tus sentimientos por completo al disminuirlos o al no escucharte. Es posible que notes que tu pareja mira su teléfono, mira la hora o cambia de tema cuando hablas de algo que le resulta incómodo.

No puede ser vulnerable durante el sexo

Si alguna vez hubo un momento para mostrar sus emociones más profundas, expresar sus sentimientos el uno por el otro y pedir lo que quieren, es durante el sexo. Hacer el amor es exactamente eso: una expresión física de sus sentimientos mutuos que se manifiesta en palabras, expresiones y caricias. Pero no tanto para los hombres emocionalmente distantes.

. . .

Durante el acto sexual, ¿tu pareja evita el contacto visual y las conversaciones íntimas? ¿Va directamente al negocio sin besarte o participar en juegos previos? ¿Se levanta rápidamente para ducharse después de que terminas, dejándote confundida acerca de tu conveniencia? ¿Se niega a hablar de tus necesidades en el dormitorio o de su desconexión durante el sexo?

Cuando un hombre no puede tener intimidad durante su momento más íntimo, sientes que algo anda mal o que lo estás apagando de alguna manera. Pero su comportamiento hace que sea imposible hablar con él al respecto.

Se pone a la defensiva y se enoja rápidamente

La ira es una emoción socialmente aceptable para los hombres y, a menudo, es la reacción cuando las cosas se vuelven demasiado "sensibles" o íntimas con tu pareja. Si mencionas algo como "pareces muy triste hoy", su respuesta es reactiva y defensiva: "no estoy triste. No me digas cómo me siento. No sabes de lo que estás hablando". Esta actitud defensiva y la ira pueden surgir cada vez que se sienta amenazado, vulnerable o atrapado, él usa esta ira para evitar que intentes hurgar en sus emociones nuevamente.

Sugiere que eres demasiado sensible o necesitada

. . .

Desviar la culpa hacia ti es una estrategia común para los hombres emocionalmente inaccesibles. En lugar de aceptar o reconocer su incapacidad para conectarse y compartir sus sentimientos, este hombre cambiará los roles para sugerir que tus necesidades son inaceptables o exageradas.

En su mente, tu deseo de cercanía e intimidad refleja una debilidad de tu parte, no una deficiencia suya.

Incluso si eres más sensible o necesitas más conexión emocional que tu pareja, él necesita dar un paso al frente y estar ahí para ti. Una pareja puede aprender a adaptarse a las necesidades del otro sin perderse a sí mismos.

Es rápido para culpar a otros

Cuando alguien dice o hace algo que se refleja mal en el comportamiento de tu pareja, rápidamente culpa a la otra persona en lugar de examinar la posibilidad de sus propios defectos. A menudo, los hombres emocionalmente distantes carecen de empatía y ven el mundo a través de la lente de sus percepciones sesgadas.

. . .

No pueden o no quieren ver cómo sus palabras y comportamientos están impactando a otras personas. Cuando alguien destaca este problema, el hombre emocionalmente inaccesible lo negará y atacará. Muy a menudo, el objeto de su molestia eres tú. Porque, después de todo, tú eres la persona que más se esfuerza por comunicarse con él.

Rara vez es autorreflexivo o consciente de sí mismo

Los hombres emocionalmente inaccesibles no pasan mucho tiempo reflexionando sobre sus propios comportamientos y crecimiento personal. No están motivados para volverse más conscientes de sí mismos y empáticos.

Estos hombres tienen problemas para dar un paso atrás y mirarse a sí mismos y cómo están impactando a los demás, particularmente a ti. Se sienten mucho más cómodos con los logros, la acción y el control.

Le gusta la idea de tenerte cerca. Puede brindarle comodidad, seguridad y un sentido de pertenencia. Pero él no puede (o no quiere) proporcionarte lo mismo. Puede anhelar una conexión más profunda, pero el dolor de derribar sus muros es demasiado grande para arriesgarse.

. . .

Dificultad para mostrar afecto no sexual

Los hombres emocionalmente distantes pueden ver el contacto físico como abrumador o innecesario, a menos que conduzca al sexo o sea parte del sexo. No suelen iniciar abrazos, caricias o tomarse de la mano.

Es posible que se sientan incómodos con las demostraciones públicas de afecto o los actos que se les hagan si solicitas afecto físico. Es posible que notes que se alejan o se ponen rígidos cuando eres afectuosa con ellos.

Incluso pueden parecer disgustados o agitados cuando los tocas porque se siente como una invasión en lugar de un gesto íntimo y amoroso.

Desinteresado en tus sentimientos y necesidades

Si tratas de expresar las necesidades de tu relación (más intimidad, afecto y cercanía), él te hablará poco, disminuirá tus sentimientos o te dejará boquiabierta. No quiere escuchar que lo que recibes no te es suficiente y que necesitas más de él. Eso es un golpe a su ego o un acertijo confuso que no entiende.

. . .

A menudo egocéntrico y necesitado de atención

Los hombres emocionalmente desapegados a menudo están demasiado ocupados consigo mismos como para tener mucho más que darte. Quieren atención constante, afirmación y elogios, y pueden verte como una extensión de ellos mismos cuyo único propósito es hacer que se vean bien.

Tus necesidades y deseos son una distracción que pone el foco en la persona equivocada: tú en lugar de él.

Detrás de esta necesidad de atención puede haber una persona profundamente insegura y necesitada que necesita apoyo constante. Esto es triste, pero no es una base saludable para una relación íntima.

Demasiado enfocado en el sexo, pero no en la cercanía emocional

Algunos chicos sin emociones quieren sexo todo el tiempo. Solo sexo, no hacer el amor. La única forma en que este hombre puede acercarse a ti es a través del sexo. Pero el sexo para él no es una expresión mutua de amor e intimidad, es una liberación física o una conquista.

· · ·

El sexo se convierte en una forma de descargarse a sí mismo de la tensión de mantener todo junto y mantener el control, pero la ternura, las expresiones íntimas, los abrazos y el afecto rara vez forman parte del escenario. Una vez que termine el sexo, este hombre pasará rápidamente a su próximo proyecto o se dormirá de inmediato.

Evita el sexo por completo

Algunos de estos hombres evitarán el sexo o lo iniciarán con poca frecuencia porque el sexo en sí mismo es demasiado íntimo y requiere demasiado de él. Esto puede afectar su libido y su rendimiento.

Él puede saber que quieres más de él durante un encuentro sexual, y no puede o no quiere dártelo. Así que simplemente evita tener sexo contigo. Se siente como demasiado problema. Debido a que es incapaz de decepcionarte y ser vulnerable contigo, sus niveles de estrés pueden ser tan altos que rara vez tiene ganas de tener relaciones sexuales. Simplemente se siente como otra tarea.

Pasa demasiado tiempo con la pornografía

. . .

Mirar pornografía no requiere un compromiso emocional o intimidad. Puede encontrar la gratificación sexual sin la incomodidad y las exigencias de una relación real. La adicción de un hombre a la pornografía puede contribuir a su falta de interés sexual en ti. Disminuye aún más cualquier intimidad entre ustedes.

Incapacidad para lidiar con el conflicto

El conflicto es inevitable incluso en las relaciones más cercanas. Pero un hombre que no está emocionalmente disponible hará todo lo posible para evitar el conflicto porque implica expresar emociones.

Puede callarse, salir de la habitación o callarte con gritos y enojo. Él no puede tener una conversación saludable en la que ambos expresen sus preocupaciones, temores y necesidades en la relación.

Te da señales mixtas

Es posible que tu pareja pueda abrirse y estar cerca de ti en alguna ocasión. Y estas ocasiones te dan mucha esperanza. Es capaz de mostrar sus emociones. Él puede darte una mirada amorosa durante el sexo. Quiere saber de tus problemas. Te han dado un vistazo de su mundo interior, y quieres más. Tu mereces más. Pero tan pronto como crees que finalmente te has ganado su confianza, se vuelve a cerrar y levanta las barreras.

Estas señales contradictorias son casi más dolorosas que el hecho de que él no esté disponible las 24 horas del día, los 7 días de la semana. Sabes que está ahí en alguna parte porque lo has visto. Pero cuando se cierra, se siente como otro rechazo más.

Te toca hacer todo el trabajo de relación

Has tratado de tener conversaciones sobre cómo mejorar su relación. Has sugerido asesoramiento, libros y cursos.
Pero él nunca está interesado. O rechaza agresivamente la idea. Cuando surge un conflicto, tú eres la primera en disculparse o hacer reparaciones. Te acomodas a sus estados de ánimo y falta de disponibilidad tratando de ganártelo o hacerlo reír.

Sus esfuerzos por mejorar o mantener la salud de la relación son mínimos. La idea de hablar de "problemas" o incluso admitir que existen es impensable para él.

Evita hablar del futuro

. . .

Ves un futuro con tu pareja, ¿y por qué no? Ustedes han estado juntos durante mucho tiempo. Has estado pensando en el matrimonio, una familia y toda una vida juntos. Pero parece estar viviendo en una zona horaria diferente. O planeta. Cada vez que mencionas el futuro o cuáles son sus intenciones, se calla o se cierra. Él no quiere hablar de eso.

¿Y por qué debería hacerlo? Las cosas están bien ahora. Al menos lo son para él. Tus necesidades y deseos son secundarios. O están en tercer lugar. O son inexistentes. Hablar sobre el futuro significa que tiene que abordar las emociones y preocupaciones reales que tienes, y eso podría estropearlo todo.

¿Puede cambiar un hombre emocionalmente no disponible?

La respuesta es quizás. Pero la respuesta más difícil es que no puedes cambiarlo. Tiene que desear el cambio por su cuenta. Si terminas la relación, él podría darse cuenta de lo que ha perdido y hacer el trabajo para estar más disponible.

Sin embargo, eso probablemente tomaría trabajo serio con un consejero, el deseo de abordar problemas pasados que han afectado su capacidad de ser vulnerable, la voluntad de aceptar cómo su indisponibilidad te ha impactado a ti (y a otras mujeres en su vida) y acciones consistentes para mostrar que ha cambiado y quiere estar emocionalmente disponible.

Si has estado casada durante años con tu hombre desconectado, es posible que estés dispuesta a invertir más tiempo para esperar a que crezca y se conecte contigo. Si no estás casada ni tienes una pareja oficial, y no estás segura de que él esté dispuesto a invertir tiempo y trabajo para cambiar, entonces tú tienes la responsabilidad de hacer el cambio y terminar la relación.

Tal vez las cosas funcionen en el futuro, tal vez no lo hagan.

Pero, de cualquier manera, te has priorizado a ti misma y a tu necesidad legítima de una relación real. Y no te mereces nada menos. Ahora conoces los signos de un hombre emocionalmente inaccesible. ¿Qué vas a hacer? ¿Estás notando algunos de estos rasgos con tu novio, pareja o cónyuge? ¿Hace mucho tiempo que pasan?

Si es así, te insto a que hables con un consejero para compartir tus preocupaciones. Si tu pareja está muy motivada para mejorar sus habilidades emocionales, hay esperanza para tu relación y tu capacidad para disfrutar de una conexión más profunda e íntima.

. . .

Sin embargo, si él está a la defensiva, es emocionalmente abusivo y no está dispuesto a trabajar en sí mismo a través del asesoramiento, esta es una gran señal de alerta de que es posible que nunca encuentres el amor que deseas y necesitas con este hombre.

Cuanto más tiempo le permitas permanecer emocionalmente desapegado, más difícil será liberarte. Por difícil que sea cortar el cordón con alguien a quien aún amas, dejarlo ir es lo mejor que puedes hacer por tu autoestima y tu felicidad constante.

7

Evitando a los patanes

Puede que seas un imán de hombres tóxicos, atrapada en un patrón destructivo. No tienes que pasar por una experiencia terrible, como salir con un chico que casi se volvió violento contigo, para finalmente darte cuenta de que tienes que cambiar.

Ahora sabes perfectamente las señales que debes evitar, aquello con lo que debes tener cuidado y qué hacer en caso de estar atrapada en una relación con cada uno de los tipos de hombre que es mejor que no entren en tu vida.

Sin embargo, puede que nunca hayas tenido una relación con un patán así, que ya hayas salido de una relación de este tipo o que simplemente no sepas qué hacer para dejar de encontrarte con hombres abusadores, manipuladores, narcisistas, egoístas, controladores o sin disponibilidad emocional.

En este capítulo veremos lo que puedes aprender a hacer para dejar de atraer o evitar a los hombres malos.

Deja de ser tan agradable

Seguro eres una buena persona. No puedes cambiar eso por completo, y no tienes que hacerlo ni quererlo. Pero es importante que te des cuenta de que tienes que ser mucho más selectiva sobre con quién eres amable, porque los hombres tóxicos simplemente se aprovechan de las personas decentes.

Comienza a sospechar

No tienes que ser cínica con los chicos de ninguna manera, pero para dejar de atraer a hombres tóxicos, tienes que dejar de estar lista para darles el beneficio de la duda en un abrir y cerrar de ojos. Si no actúan como buenas personas o si te cuentan historias que suenan a mentira, no tiene nada de malo ponerte en guardia para empezar a protegerte. La confianza se gana, no se regala a un chico solo porque tiene una historia triste.

Escucha a tu intuición

. . .

Seguro has ignorado demasiado tu voz interior en el pasado, lo que significa que cuando esta voz dijo que el chico con el que estabas saliendo era demasiado egoísta o que probablemente tenía a otra mujer a su lado, trates de desestimar lo que piensas. Pero luego, meses después, seguro te diste cuenta de que tu instinto tenía la razón. Escucha con fiereza esa sensación de molestia.

Deja de coleccionar drama

Los chicos tóxicos están llenos de drama y les encanta cuando otras personas intervienen y tratan de resolver sus problemas por ellos. Tienes que finalmente decidir que no quieres coleccionar más drama porque te deja física y mentalmente agotada. Así que ahora, si descubres que el chico con el que estás saliendo tiene muchos problemas, piensa en dar un paso atrás y dejar que los resuelva como un hombre adulto. Es empoderador. No es tu responsabilidad "arreglar" a nadie.

Deja de pensar que no vales la pena

Puede que no creas ser digna de amor. Es triste, pero cierto. Después de salir con hombres que te agotan y te hacen sentir mal contigo misma, es momento de que te des cuenta de que eres digna de amor y mereces mucho más de lo que estás recibiendo.

Este amor propio mantiene a raya a los perdedores tóxicos porque ellos apuntan a personas que no tienen un fuerte sentido de autoestima.

Enfócate en ti

Después de salir con una serie de hombres tóxicos, seguro te darás cuenta de que tienes que concentrarte en lo que quieres, no solo dejarlos hacer lo que quieran y esperar que te mantengan en sus vidas. Los tipos tóxicos son egoístas y hacen todo por ellos, pero es importante que te des cuenta de que tienes una opción. Identifica lo que quieres y cúmplelo, porque tu felicidad es lo más importante. Elige esto sobre cualquier chico.

Fija buenos estándares

Tómate el tiempo para averiguar qué ha salido mal en tus relaciones pasadas, porque, aunque los hombres eran tóxicos, tú fuiste quien se conformó con ellos. También tienes una responsabilidad. Piensa en qué estándares deberías tener, y una vez que sientas que son adecuados para ti, prométete no cambiarlos. Si un chico con el que estás saliendo no puede cumplir con esos estándares, entonces no tendrías por qué salir con él.

Si tienes la oportunidad, ve a un terapeuta

Al principio será difícil romper el ciclo del hombre tóxico, así que es importante obtener ayuda profesional. Reúnete con un terapeuta varias veces para tratar de desentrañar tus problemas, aprende a establecer límites. Esta será una lección muy valiosa y cambiará todo el juego de las citas para ti.

Tendrás nuevos límites que los hombres no podrán cruzar y si lo intentan, es una señal de que no son adecuados para ti. Los límites también te aseguran que no des más de lo que recibes. Las relaciones tienen que ser justas, sin excepción.

Ponle amor a tu vida

Te han atraído los hombres tóxicos porque son una distracción de tu vida. En lugar de hacer que tu vida sea increíble, me enredas en sus vidas y problemas, tratando de arreglarlos o cambiarlos. Eso drena mucha energía.

. . .

Date cuenta de que quieres esa energía para ti, para poder crear una vida que te enorgullezca. Cuando comiences a crear una vida que ames, no habrá espacio en ella para hombres negativos que te destrozarán el alma, y nunca lo habrá de nuevo.

Tómate el tiempo para conocer personas nuevas

Puede que comiences a entablar una relación con un chico nuevo que parece increíble, y no te des cuenta de que los hombres tóxicos parecen chicos perfectos al inicio, para atraer a la gente. Para evitar que esto te suceda, asegúrate de salir casualmente con chicos durante al menos unas semanas para realmente descubrirlos antes de entrar en una relación más seria.

Transforma lo negativo en positivo

En lugar de sentirte deprimido/a porque permitiste que los tipos tóxicos te lastimaran, utiliza tu experiencia de una manera positiva para hacerte más fuerte. Conoces los signos de los hombres tóxicos, así que ahora puedes detectar si alguien va a ser malo para ti de inmediato.

. . .

Los ejemplos incluyen si sus palabras no concuerdan con sus acciones, parecen tener mucho drama en sus vidas y no tienen amigos o familiares que los apoyen (lo que generalmente es una señal de que lastimaron a muchas personas en el pasado). Esto te empodera para evitar a los hombres tóxicos y, afortunadamente, puedes lograr esquivarlos.

8

Entendiendo el abuso emocional

El abuso emocional es una forma de controlar a otra persona mediante el uso de emociones para criticar, avergonzar, culpar o manipular a otra persona. En general, una relación es emocionalmente abusiva cuando existe un patrón consistente de palabras abusivas y comportamientos de intimidación que desgastan la autoestima de una persona y socavan su salud mental.

Además, el abuso mental o emocional, si bien es más común en las relaciones matrimoniales y de noviazgo, puede ocurrir en cualquier relación, incluso entre amigos, familiares y compañeros de trabajo.

El abuso emocional es una de las formas de abuso más difíciles de reconocer. Puede ser sutil e insidiosa o abierta y manipuladora.

· · ·

De cualquier manera, socava la autoestima de la víctima y le hace comenzar a dudar de sus percepciones y la realidad.

El objetivo subyacente del abuso emocional es controlar a la víctima desacreditándola, aislándola y silenciándola. Al final, la víctima se siente atrapada. A menudo están demasiado heridas para soportar la relación por más tiempo, pero también tienen demasiado miedo de irse. Así que el ciclo simplemente se repite hasta que algo sucede.

Al examinar tu propia o posible relación, recuerda que el abuso emocional suele ser sutil. Como resultado, puede ser muy difícil de detectar. Si tienes problemas para discernir si tu relación es abusiva o no, detente y piensa en cómo te hacen sentir las interacciones con tu pareja, pretendiente, amigo o familiar.

Aquí hay señales de que puedes estar en una relación emocionalmente abusiva. Ten en cuenta que incluso si tu pareja solo hace un puñado de estas cosas, todavía estás en una relación emocionalmente abusiva. No caigas en la trampa de decirte a ti misma "no es tan malo" y minimizar su comportamiento. Recuerda: todos merecen ser tratados con amabilidad y respeto.

· · ·

Si te sientes herida, frustrada, confundida, incomprendida, deprimida, ansiosa o sin valor cada vez que interactúas con alguna persona, es muy probable que esa relación sea emocionalmente abusiva y debas alejarte de ahí.

Las personas emocionalmente abusivas muestran expectativas poco realistas. Algunos ejemplos incluyen hacer demandas irrazonables, esperar que dejes todo a un lado y satisfagas sus necesidades, que exijan que pasen todo el tiempo juntos, se sientan insatisfechos sin importar cuánto te esfuerces o cuánto des.

También podrían criticarte por no completar las tareas de acuerdo con sus estándares, podrían esperar que compartas sus opiniones (es decir, no se te permite tener una opinión diferente), y te exijan que menciones fechas y horas exactas cuando hables de cosas que te molestan (y cuando no puedas hacer esto, descarten el evento como si nunca hubiera sucedido).

Las personas emocionalmente abusivas te invalidan.

Algunos ejemplos incluyen el socavar, descartar o distorsionar tus percepciones o tu realidad, negarse a aceptar tus sentimientos y tratar de definir cómo debes sentirte, exigir que expliques cómo te sientes una y otra vez, acusarte de ser "demasiado sensible", "demasiado emocional" o "loca".

También pueden negarse a reconocer o aceptar tus opiniones o ideas como válidas, descartar tus solicitudes, deseos y necesidades como ridículos o inmerecidos, sugerir que tus percepciones son incorrectas o que no se puede confiar en ti diciendo cosas como "estás exagerando" y acusarte de ser egoísta, necesitada o materialista si expresas tus deseos o necesidades (la expectativa es que no debes tener ningún deseo o necesidad).

Las personas emocionalmente abusivas crean caos. Algunos ejemplos incluyen iniciar argumentos solo para discutir, hacer declaraciones confusas y contradictorias (a veces llamadas "hacer locuras"), tener cambios de humor drásticos o arrebatos emocionales repentinos, criticar tu ropa, tu cabello, tu trabajo y comportarse de manera tan errática e impredecible que se siente como si estuvieras "caminando sobre cáscaras de huevo".

Además, este tipo de personas utilizan el chantaje emocional. Algunos ejemplos incluyen el manipularte y controlarte haciéndote sentir culpable, humillarte en público o en privado, usar tus miedos, valores, compasión u otros puntos importantes para controlarte a ti o a la situación, exageran tus defectos o los señalan para desviar la atención o evitar asumir la responsabilidad por sus malas decisiones o errores, niegan que ocurrió un evento o mienten al respecto y te castigan negándote el afecto o dándote el trato silencioso.

Las personas emocionalmente abusivas actúan con superioridad y derecho. Algunos ejemplos incluyen el tratarte como si fueras inferior, culparte por sus errores y deficiencias, dudar de todo lo que dices e intentar demostrar que estás equivocada y hacer bromas a tu costa.

También pueden llegar a decirte que tus opiniones, ideas, valores y pensamientos son estúpidos, ilógicos o "no tienen sentido", sean condescendientes contigo, usen sarcasmo al interactuar contigo y actúen como si siempre tuvieran la razón, supieran qué es lo mejor y fueran más inteligentes.

De igual manera, personas emocionalmente abusivas intentan aislarte y controlarte. Algunos ejemplos incluyen el controlar a quién ves o con quién pasas tiempo, incluidos amigos y familiares, monitorearte digitalmente, incluidos mensajes de texto, redes sociales y correo electrónico; acusarte de hacer trampa y estar celosa de las relaciones externas.

Pueden llegar a tomar u ocultar las llaves de tu auto, exigir saber dónde te encuentras en todo momento o usar el GPS para rastrear cada uno de tus movimientos, tratarte como una posesión o propiedad, criticar o burlarse de tus amigos, familiares y compañeros de trabajo. También podrían intentar usar los celos y la envidia como señal de amor y para no estar con los demás, obligarte a pasar todo tu tiempo juntos y hasta controlar tus finanzas.

El abuso emocional puede tomar varias formas diferentes, que incluyen acusaciones de engaño u otros signos de celos y posesividad, verificación constante u otros intentos de controlar el comportamiento de la otra persona, discusiones constantes, críticas, *gaslighting*, aislar al individuo de su familia y amigos, insultos y abuso verbal, negarse a participar en la relación, avergonzar o culpar, dejar de hablar, trivializar las preocupaciones de la otra persona y retener el afecto y la atención.

Es importante recordar que estos tipos de abuso pueden no ser evidentes al comienzo de una relación. Una relación puede comenzar con la apariencia de ser normal y amorosa, pero los abusadores pueden comenzar a usar tácticas a medida que avanza la relación para controlar y manipular a su pareja. Estos comportamientos pueden comenzar tan lentamente que es posible que no los notes al principio.

Cuando el abuso emocional es grave y continuo, la víctima puede perder todo sentido de sí misma, a veces sin una sola marca o hematoma. En cambio, las heridas son invisibles para los demás, ocultas en la duda, la inutilidad y el desprecio hacia sí misma que siente la víctima. De hecho, la investigación indica que las consecuencias del abuso emocional son tan graves como las del abuso físico.

Con el tiempo, las acusaciones, el abuso verbal, los insultos, las críticas y el engaño erosionan tanto el sentido de identidad de la víctima que ya no pueden verse a sí mismas de manera realista. En consecuencia, la víctima puede comenzar a estar de acuerdo con el abusador y volverse crítica internamente.

Una vez que esto sucede, la mayoría de las víctimas quedan atrapadas en la relación abusiva creyendo que nunca serán lo suficientemente buenas para nadie más. El abuso emocional puede incluso afectar las amistades porque las personas abusadas emocionalmente a menudo se preocupan por cómo las personas realmente las ven y si realmente les agradan.

Eventualmente, las víctimas se alejarán de las amistades y se aislarán, convencidas de que nadie las quiere. Además, el abuso emocional puede causar una serie de problemas de salud, desde depresión y ansiedad hasta úlceras estomacales, palpitaciones, trastornos de la alimentación e insomnio.

. . .

El primer paso para lidiar con una relación emocionalmente abusiva es reconocer el abuso. Si pudiste identificar algún aspecto de abuso emocional en tu relación, es importante reconocer esto, ante todo. Al ser honesta acerca de lo que estás experimentando, puedes comenzar a tomar el control de tu vida nuevamente.

Conviértete en una prioridad

Cuando se trata de tu salud mental y física, debes convertirte en una prioridad. Deja de preocuparte por complacer a la persona que abusa de ti. Ocúpate de tus necesidades. Haz algo que te ayude a pensar positivamente y afirmar quién eres; además, asegúrate de descansar lo suficiente y comer comidas saludables. Estos simples pasos de cuidado personal pueden ser de gran ayuda para lidiar con el estrés diario del abuso emocional.

Establece límites

Dile con firmeza a la persona abusiva que ya no puede gritarte, insultarte, molestarte, ser grosero contigo, etc.

Luego, diles lo que sucederá si deciden continuar con este comportamiento. Por ejemplo, si te insultan, la conversación terminará y saldrás de la habitación. La clave es respetar tus límites, así que no comuniques límites que no tienes intención de mantener.

Deja de culparte a ti misma

Si has estado en una relación emocionalmente abusiva durante algún tiempo, puedes creer que hay algo gravemente mal en ti. Pero tú no eres el problema.

Abusar es hacer una elección, así que deja de culparte por algo sobre lo que no tienes control.

Date cuenta de que no puedes arreglarlos

A pesar de tus mejores esfuerzos, nunca podrás cambiar a una persona emocionalmente abusiva haciendo algo diferente o siendo diferente. Una persona abusiva toma la decisión de comportarse de manera abusiva. Recuerda que no puedes controlar sus acciones y que no tienes la culpa de sus decisiones. Lo único que puedes arreglar o controlar es tu respuesta.

Evita involucrarte

. . .

No te relaciones con una persona abusiva. En otras palabras, si un abusador intenta iniciar una discusión contigo, comienza a insultarte, te exige cosas o se enfurece de celos, no intentes dar explicaciones, calmar sus sentimientos o disculparte por cosas que no hiciste.

Simplemente aléjate de la situación si puedes. Involucrarte con un abusador solo te prepara para más abuso y angustia.

No importa cuánto te esfuerces, no podrás hacer las cosas bien ante sus ojos, no te dejes enredar.

Construye una red de apoyo

Aunque puede ser difícil decirle a alguien por lo que estás pasando, hablar puede ayudar. Habla con un amigo de confianza, un familiar o incluso un terapeuta sobre lo que estás experimentando. Aléjate de la persona abusiva tanto como sea posible y pasa tiempo con personas que te aman y te apoyan.

Esta red de amigos y confidentes saludables te ayudará a sentirte menos sola y aislada. También pueden ayudarte a identificar la verdad en tu vida y apoyarte para que logres poner las cosas en perspectiva.

Trabaja en un plan de salida

Si tu pareja, amigo o familiar no tiene intención de cambiar o trabajar en sus malas decisiones, no podrás permanecer en la relación abusiva para siempre. Eventualmente te afectará tanto mental como físicamente.

Dependiendo de tu situación, es posible que debas tomar medidas para terminar la relación. Cada situación es diferente, por lo tanto, discute tus pensamientos e ideas con un amigo, familiar o terapeuta de confianza. El abuso emocional puede tener efectos graves a largo plazo, pero también puede ser un precursor del abuso físico y la violencia.

Recuerda también que el abuso a menudo aumenta cuando la persona abusada toma la decisión de irse. Por lo tanto, asegúrate de tener un plan de seguridad en caso de que el abuso empeore. La curación del abuso emocional lleva tiempo. Cuidarte a ti misma, comunicarte con tus seres queridos que te apoyan y hablar con un terapeuta puede ayudar.

A veces, los intentos de lidiar con el abuso emocional o reducirlo pueden resultar contraproducentes y, de hecho, empeorar el abuso. Algunas tácticas que no son formas efectivas de lidiar con el abuso incluyen:

Discutir con el abusador

Tratar de discutir con un abusador puede agravar el problema y resultar en violencia.

No hay forma de discutir con un abusador porque siempre encontrará más formas de culpar, avergonzar o criticar.

También pueden tratar de cambiar las posiciones y jugar a la víctima.

Tratar de entender o poner excusas para el abusador

Puede ser tentador tratar de dar sentido al comportamiento de la otra persona o inventar excusas para justificar sus acciones. Encontrar formas de simpatizar o minimizar las acciones de un abusador puede hacer que salir de la situación sea mucho más difícil.

. . .

Intentar apaciguar al abusador

Apaciguar a la otra persona puede parecer una forma de distenderse, pero tiende a fracasar a largo plazo y puede servir para permitir más abusos. En lugar de tratar de cambiarte a ti o tu comportamiento para adaptarte a los caprichos del abusador, concéntrate en establecer límites claros y evita comprometerte con esta persona si es posible.

Si crees que estás experimentando abuso emocional, confía en tu instinto.
El abuso nunca es tu culpa, y no tienes que vivir con eso.

Si temes la violencia física inmediata, dirígete a un lugar seguro si puedes. También puedes llamar al 911 o a los servicios de emergencia locales para obtener ayuda.

9

Aprendiendo a salir de una relación abusiva

"¿POR qué ella simplemente no se va?" Es la pregunta que muchas personas se hacen cuando se enteran de que una mujer está sufriendo maltrato y/o está en una relación conflictiva. Pero si estás en una relación abusiva, sabes que no es tan simple.

Terminar una relación significativa nunca es fácil. Es aún más difícil cuando has estado aislada de tu familia y amigos, golpeada psicológicamente, controlada financieramente y, en un caso terrible, amenazada físicamente.

Si estás tratando de decidir si quedarte o irte, es posible que te sientas confundida, insegura, asustada y desgarrada. Tal vez todavía tienes la esperanza de que tu situación cambie o tienes miedo de cómo reaccionará tu pareja si descubre que estás tratando de irte.

. . .

En un momento, es posible que desees desesperadamente alejarte, y al siguiente, es posible que desees aferrarte a la relación. Tal vez incluso te culpes por el abuso o te sientas débil y avergonzada porque te has quedado a pesar de ello.

No te dejes atrapar por la confusión, la culpa o la sensación de insuficiencia. Lo único que importa es tu seguridad.

Si estás siendo abusada, recuerda que tú no tienes la culpa del maltrato que estás recibiendo, tú no eres la causa del comportamiento abusivo de tu pareja, mereces ser tratada con respeto, mereces una vida segura y feliz, tus hijos (en caso de tenerlos) merecen una vida segura y feliz. No estás sola. Hay gente esperando para ayudar.

Hay muchos recursos disponibles para mujeres abusadas y maltratadas, incluidas líneas directas de crisis, refugios, incluso capacitación laboral, servicios legales y cuidado de niños. Comienza por comunicarte a alguna cercana a tu localidad. Si necesita asistencia inmediata, puedes llamar al número de servicios de emergencia de tu país.

Al enfrentar la decisión de poner fin a la relación abusiva o tratar de salvarla, debes tener en cuenta que si esperas que tu pareja abusiva cambie… El abuso probablemente seguirá ocurriendo. Los abusadores tienen profundos problemas emocionales y psicológicos.

Si bien el cambio no es imposible, no es rápido ni fácil. Y el cambio, como ya hemos visto, solo puede ocurrir una vez que la persona asuma toda la responsabilidad por su comportamiento, busque tratamiento profesional y deje de culparte a ti, su infancia infeliz, el estrés, el trabajo, su forma de beber o su temperamento.

Si crees que puedes ayudar a tu abusador… Es natural que quieras ayudar a tu pareja. Puedes pensar que eres la única que lo entiende o que es tu responsabilidad arreglar sus problemas. Pero la verdad es que, al permanecer y aceptar el abuso repetido, estás reforzando y permitiendo el comportamiento. En lugar de ayudar a tu abusador, estás perpetuando el problema.

Si tu pareja prometió detener el abuso… Cuando enfrentan las consecuencias, los abusadores a menudo piden otra oportunidad, suplican perdón y prometen cambiar. Incluso pueden querer decir lo que dicen en el momento, pero su verdadero objetivo es mantener el control y evitar que te vayas. La mayoría de las veces, vuelven rápidamente a su comportamiento abusivo una vez que los perdonas y ya no les preocupa que te vayas.

· · ·

Si su pareja está en terapia o en un programa para maltratadores... Incluso si tu pareja está en estos grupos, no hay garantía de que cambie. Muchos abusadores que pasan por terapia continúan siendo violentos, abusivos y controladores.

Si tu pareja ha dejado de minimizar el problema o de poner excusas, es una buena señal. Pero aún debes tomar tu decisión en función de quién es él ahora, no del hombre en el que esperas que se convierta.

Si te preocupa lo que sucederá si te vas... Puedes tener miedo de lo que hará tu pareja, a dónde irá o cómo se mantendrá, además de quién serás tú sin él. Pero no permitas que el miedo a lo desconocido te mantenga en una situación peligrosa e insalubre.

Algunas señales de que el hombre con el que estás no está cambiando, son que minimiza el abuso o niega cuán serio fue realmente, continúa culpando a otros por su comportamiento, afirma que tú eres quien es abusiva, te presiona para que seas tú quien vaya a terapia, te dice que le debes otra oportunidad.

Otras señales son el que tengas que presionarlo para que siga en tratamiento, dice que no puede cambiar a menos que te quedes con él y lo apoyes, trata de obtener la simpatía de ti, tus hijos o tu familia y amigos, espera algo de ti a cambio de recibir ayuda, te presiona para que tomes decisiones sobre la relación.

Ya sea que estés lista o no para dejar a tu abusador, hay pasos que puedes tomar para protegerte.

Estos consejos de seguridad pueden marcar la diferencia entre sufrir lesiones graves (tanto emocionales como físicas) y escapar con vida.

La manipulación, la humillación, el aislamiento y la intimidación son las características de una relación emocionalmente abusiva y ahora lo sabes. Lentamente, estas tácticas agotan la confianza y la seguridad de tu relación. Como resultado, puedes perder la confianza, volverte retraída y tener sentimientos de vulnerabilidad e incertidumbre.

También puedes dudar de ti misma y sentirte atrapada. Aunque no tengas cicatrices visibles, ni moretones ni huesos rotos, el abuso emocional es grave. Ignorar tus sentimientos o esforzarte más no detendrá el abuso, que ciertamente puede llegar a escalar.

Una relación sana se caracteriza por el respeto mutuo, la confianza, la honestidad, la igualdad y la buena comunicación. Del mismo modo, las personas sanas son solidarias y afectuosas. Pero estos elementos están ausentes en una relación emocionalmente abusiva.

Las personas abusivas hacen comentarios sarcásticos y usan insultos desagradables. También degradan, ridiculizan y critican a las personas por las que dicen preocuparse. La intención es obtener un control absoluto sobre ti.

Vivir con abuso emocional es perjudicial. Tu sentido de ti misma disminuye y te encuentras dudando de tus percepciones y tu sentido de la realidad.

Si te encuentras saliendo con una persona emocionalmente abusiva, es mejor terminar la relación pronto. Termina la relación a la primera señal de abuso. Esperar que las cosas mejoren o esforzarse más es inútil. Puedes detectar el abuso temprano ahora que conoces las señales de advertencia como los celos, el aislamiento, los cambios de humor y el control.

Sin embargo, debido a que el abuso comienza lenta y sutilmente, es fácil pasar por alto estos primeros signos durante las citas. Antes de que te des cuenta, te encuentras emparejada con una persona emocionalmente abusiva. En este punto, saber cuándo salir se vuelve complicado.

. . .

Puedes depender económicamente del abusador o puedes haberte separado de tu familia y amigos. Puede que ya vivas con él, o incluso que ya tengan hijos. Pero no permitas que tus temores sobre el futuro te impidan cuidar de ti misma.

Si tu situación ha progresado hasta el punto de caminar sobre cáscaras de huevo, te sientes emocionalmente insegura y temes hacer enojar a tu pareja, la realidad es que tus circunstancias son terribles. Es hora de considerar irse.

Otros indicadores de que puede ser hora de irse incluyen el temor de que tu pareja te haga daño a ti o a tus hijos, la pérdida de espontaneidad y entusiasmo por la vida, la creencia de que algo anda mal contigo o de que estás loca, una voz crítica interna, un deseo de huir o escapar. Finalmente, sabrás que es hora de irte cuando el costo de quedarse supere el costo de irse.

Debes conocer las señales de alerta de tu pareja, que ya hemos revisado. En caso de que vivas con tu pareja, es importante que te mantengas alerta a las señales y pistas de que tu pareja se está molestando y que pueden explotar en ira o violencia. Plantéate varias razones creíbles que puedas usar para salir de casa (tanto de día como de noche) si sientes que se avecinan problemas.

. . .

Identifica áreas seguras de la casa. Debes saber a dónde ir si tu pareja llega al extremo de atacar o escalar una discusión. Evita los espacios pequeños, cerrados y sin salidas (como los armarios o los baños) o las habitaciones con armas (como la cocina).

Si es posible, dirígete a una habitación con un teléfono y una puerta o ventana exterior. También piensa en una palabra clave.

Establece una palabra, frase o señal que puedas usar para que tus hijos, amigos, vecinos o compañeros de trabajo sepan que estás en peligro y que deben llamar a la policía.

En caso de que vivas con tu pareja, debes estar lista para partir en cualquier momento. Mantén el auto lleno de combustible y mirando hacia la salida de la entrada, con la puerta del conductor abierta. Guarda una llave de coche de repuesto donde puedas acceder a ella rápidamente.

También es benéfico tener dinero en efectivo de emergencia, ropa y números de teléfono y documentos importantes escondidos en un lugar seguro (en la casa de un amigo, por ejemplo). Puedes planear tu escape de forma rápida y segura, y ensayar tu plan para saber exactamente qué hacer si tu pareja llega a atacar. Si tienes hijos, asegúrate de que también practiquen el plan de escape.

Haz y memoriza una lista de contactos de emergencia.

Pregúntale a varias personas de confianza si puedes comunicarte con ellos si necesitas transporte, un lugar para quedarte o ayuda para comunicarte con la policía. Memoriza los números de tus contactos de emergencia, refugio local y línea directa de violencia doméstica.

Si decides en este momento quedarte con tu pareja, aquí hay algunos mecanismos de afrontamiento para mejorar tu situación y protegerte. Puedes ponerte en contacto con un programa de violencia doméstica o agresión sexual en tu área, que pueden brindar apoyo emocional, asesoramiento entre pares, vivienda segura de emergencia, información y otros servicios, ya sea que decidas continuar o dejar la relación.

Construye un sistema de apoyo tan sólido como lo permita tu pareja. Siempre que sea posible, involúcrate con personas y actividades fuera de tu hogar y, si tienes hijos, anima a tus hijos a hacer lo mismo.

. . .

¡Sé amable contigo misma! Desarrolla una forma positiva de mirarte y hablar contigo misma. Usa afirmaciones para contrarrestar los comentarios negativos que recibes del abusador. Saca tiempo para las actividades que disfrutas.

Vivas con tu pareja o no, protege tu privacidad. Los abusadores a menudo monitorean las actividades de su pareja, incluido su teléfono, computadora y uso de Internet. Es posible que tengas miedo de irte o de pedir ayuda, o que simplemente estés cansada de las conductas controladoras.

En cualquier caso, incrementa los candados de tus dispositivos electrónicos.

Recuerda, el abuso es una elección. No hay nada que puedas hacer para evitar que tu pareja abuse de ti. A pesar de tus mejores esfuerzos, tu relación nunca cambiará a menos que cambies de pareja. Nadie merece abusos. Todos tienen derecho a ser atendidos y sentirse seguros, y tú también.

La idea de irte puede abrumarte al principio. Es posible que tengas temores sobre el dinero, la seguridad, tu futuro y los pasos inmediatos a seguir. Tener en cuenta estos factores es un paso crucial para determinar el momento exacto de tu partida; pero estas decisiones no deben tomarse de forma aislada. Encontrar ayuda y apoyo para su situación es vital.

. . .

Ponte en contacto con un terapeuta capacitado en abuso o un refugio en tu área. Si la primera persona con la que hablas no se toma en serio tu situación, sigue intentándolo hasta que encuentres a alguien que te escuche. Tu persona de apoyo debe permitirte establecer tu propio horario. No permitas que otra persona tome decisiones por ti.

Sé realista al establecer tus metas. ¿Puedes estar lista para salir en tres meses? ¿Seis meses? ¿Un año? Solo tú puedes decidir el momento exacto. Aprender a confiar en ti misma y tus instintos te servirán bien una vez que te vayas.

Una vez que decidas irte, recuerda que escapar de una relación emocionalmente abusiva puede ser peligroso, incluso si tu pareja nunca te ha golpeado. La seguridad debe ser tu principal preocupación. El abuso a menudo aumenta durante una ruptura. Toma precauciones y desarrolla un plan de seguridad. Tu terapeuta, amigos o familiares pueden ayudarte.

Guarda dinero, intenta encontrar trabajo si no tienes uno y organízate para encontrar un lugar para quedarte. Localiza documentos importantes como registros financieros, tarjetas de seguro, títulos de automóviles, tarjetas de Seguro Social y actas de nacimiento y guárdalos en un lugar seguro. Mantén un diario que documente el abuso. Describe cada incidente y cómo te sentiste. Indica la fecha y los testigos.

. . .

Finalmente, prepárate para irte de inmediato en caso de que tu pareja se vuelva violenta. Puedes tener una maleta preparada con artículos personales, ropa y una tarjeta telefónica o un teléfono celular prepago. También puedes dejar esta bolsa en la casa de un amigo o esconderla en la cajuela de tu auto. Oculta un juego extra de llaves en un lugar al que puedas llegar rápidamente.

Las personas abusivas son impredecibles. Así que prepárate para cualquier escenario, pero no te apresures. Necesitas ser fuerte emocionalmente y estar segura de lo que estás haciendo.

Dejar una relación abusiva requiere tiempo, planificación y paciencia. Muévete a un ritmo que te resulte cómodo.

Mantenerte a salvo de tu abusador es tan importante después de que te has ido como antes. Para protegerte, es posible que quieras tener precauciones para que tu pareja no siga molestándote, que pueden ir desde bloquear a tu ex pareja de redes sociales, dejar de frecuentar a amigos en común, cambiar de número telefónico o incluso cambiar de domicilio.

Si te ves en la necesidad de encontrar una nueva ubicación, entonces también podría ser prudente cambiar de número telefónico o, al menos, bloquear el número celular de la persona. Puedes usar un apartado de correos en lugar de la dirección de tu casa.

También podrías considerar cancelar tus cuentas bancarias y tarjetas de crédito antiguas, especialmente si las compartiste con tu abusador. Cuando abras nuevas cuentas, asegúrate de usar un banco diferente.

Si te quedas en la misma área, cambia tu rutina. Toma una nueva ruta al trabajo, evita los lugares donde tu abusador podría pensar en encontrarte, cambia cualquier compromiso que él ya conozca y encuentra nuevos lugares para comprar y hacer mandados.

También podrías considerar el tener un teléfono celular contigo en todo momento y estar lista para llamar al número de servicios de emergencia de tu país si detectas que la situación escala y esta persona se niega a dejarte en paz.

Si el problema se agranda, incluso podrías obtener una orden de restricción o una orden de protección contra su pareja abusiva. Sin embargo, no te sientas falsamente segura con una orden de restricción. Tu acosador o abusador puede ignorarla y la policía puede no hacer nada para imponerla.

. . .

Si eres víctima de acecho o abuso, debes investigar detenidamente cómo se aplican las órdenes de restricción en tu localidad. Averigua si tu ahora acosador solo recibiría una citación o si realmente lo llevarían a la cárcel.

Si la policía simplemente habla con el infractor o le da una citación, tu abusador puede razonar que la policía no hará nada y se sentirá facultado para perseguirte más. O tu abusador puede enojarse y tomar represalias.

Las cicatrices de la violencia doméstica y el abuso son profundas. El trauma por lo que has pasado puede permanecer contigo mucho después de que hayas escapado de la situación abusiva.

Puedes luchar con emociones perturbadoras, recuerdos aterradores o una sensación de peligro constante que simplemente no puedes dejar.

O puedes sentirte insensible, desconectada e incapaz de confiar en otras personas. Pero el asesoramiento, la terapia y los grupos de apoyo para sobrevivientes de abuso doméstico pueden ayudarte a procesar lo que has pasado y aprender a construir relaciones nuevas y saludables.

. . .

Después de salir de una situación abusiva, es posible que estés ansiosa por iniciar una nueva relación y finalmente obtener la intimidad y el apoyo que te has estado perdiendo.

Pero es aconsejable ir despacio. Tómate el tiempo para conocerte a ti misma y entender cómo llegaste a tu anterior relación abusiva. Si no te tomas el tiempo para sanar y aprender de la experiencia, corres el riesgo de volver a caer en el abuso.

10

Aprendiendo a sanar

Si has sufrido abuso emocional continuo, es posible que estés luchando con una variedad de síntomas angustiantes. Muchos de estos síntomas pueden parecerse a los de las personas con trastorno de estrés postraumático (TEPT), que incluyen: recuerdos dolorosos y/o flashbacks, experimentar sentimientos de impotencia, inutilidad y soledad, o dificultad para concentrarte en tareas específicas.

También puedes experimentar ansiedad social, insomnio, un estado de ánimo inestable o fluctuante, tensión (que no solías tener) en los músculos, como en los hombros, que puede provocar hipertensión. Puedes sentir que tu corazón late más rápido de lo que debería y tener dolores y molestias inexplicables.

. . .

Más síntomas son la hipervigilancia y fuerte respuesta de sobresalto, terrores nocturnos y dolor crónico.

También puedes tener problemas con la baja autoestima, la vergüenza excesiva, el miedo, la culpa, la ansiedad y/o la confusión.

Sospechar de las personas puede llevarte a rechazar las relaciones saludables y encontrarte en un ciclo de relaciones tóxicas y abusivas y aislamiento de amigos y familiares. Las víctimas de abuso emocional a largo plazo desarrollan con mayor frecuencia enfermedades mentales como desórdenes de ansiedad, depresión clínica y TEPT complejo.

No estás sola en tu viaje. Al igual que tú, muchas personas han experimentado abuso emocional. Un consuelo es que, después de esta terrible experiencia, han encontrado conexiones sanadoras y significativas en relaciones saludables que no necesariamente son (pero pueden ser) amorosas.

Reconoce el abuso

Pensar y aceptar tu abuso pasado como un evento real puede ser muy difícil de hacer, pero es el primer paso para sanar de tus experiencias. A muchas personas les resulta difícil reconocer su pasado de abuso; esto a veces puede deberse a una creencia que fomenta la vergüenza de haber sido abusada o el repetirse constantemente que lo que experimentaron realmente no fue tan malo.

Otras veces las personas reprimen su abuso pasado con la esperanza de que, si no lo reconocen, desaparecerá. De una cosa puedes estar segura: cuanto más tiempo permitas que tu dolor emocional por el abuso permanezca sin ser reconocido, más impactos negativos producirás en tu vida.

A medida que comiences a reconocer tu abuso por lo que fue, también comenzarás a recuperar el poder personal sobre tu vida. Cuando decidas involucrarte con tus viejas heridas, ten en cuenta que es normal sentir las mismas emociones que sentiste en el momento del abuso. Estos sentimientos dolorosos han permanecido dentro de ti y solo se curarán cuando los aceptes y los superes.

Es recomendable que esta experiencia la lleves en compañía de un terapeuta calificado, para aprender a lidiar con todas las emociones que sentirás, manejar mejor el proceso y permitirte trabajar de manera integral en ti.

Cambia patrones de pensamiento negativos

. . .

Los abusadores emocionales alteran tu experiencia de la realidad al contarte mentiras sobre ti misma y sobre el mundo hasta que aceptas su explicación de la realidad por encima de la tuya. Después de suficiente tiempo, comienzas a aceptar estos mensajes que afectan la forma en que te ves a ti misma.

Estos pensamientos malsanos pueden convertirse en la voz en tu cabeza (tu diálogo interno) que te dice exactamente lo que te dijo tu abusador. A medida que comienzas a procesar tu abuso pasado, una forma en que puedes comenzar a sanar es desafiando tu diálogo interno y prescindiendo de los patrones de pensamiento negativos que encuentres allí.

A continuación, hay una lista de patrones de pensamiento negativos y poco saludables que las personas que han sido abusadas emocionalmente a menudo experimentan. Algunos patrones de pensamiento negativos que puedes estar reforzando son:

- Pensamiento en blanco y negro: "o lo hago bien o soy un fracaso"
- Generalización excesiva: "todos los hombres son así"
- Descalificación de lo positivo: "nunca me pasa nada bueno", "nunca puedo hacer nada bien"
- Expectativas poco realistas: "no debo cometer errores"
- Insultos: "soy tan estúpida"

- Auto-culpa: "todo es mi culpa"
- Catastrofismo: "no seré capaz de hacer nada sin mi pareja, entonces estaré hambrienta y sin hogar"
- Declaraciones sobre el deber-ser: "debería haber superado esto mucho más rápido"
- Razonamiento emocional: "me siento culpable, debo ser una persona terrible"
- Personalización: "está molesto porque soy una novia terrible"
- Falsa permanencia: "las cosas se van a quedar así de mal para siempre"
- Pensamiento mágico: "si yo fuera más flaca, mi pareja no me habría engañado"

Los patrones de pensamiento negativos se han relacionado con la ansiedad, la depresión y los sentimientos de vergüenza, culpa y reproche. Estos tipos de pensamientos mantendrán su control sobre tu vida y tu mente hasta que comiences a llamarlos por lo que son y los reemplaces con patrones de pensamiento nuevos y más saludables.

Participa en el autocuidado

Muchas de las sugerencias a continuación pueden parecer triviales, pero son extremadamente importantes para tu proceso de curación. Cuando comiences a atender tus necesidades, tendrás más energía, apoyo y nutrientes para superar las dificultades que enfrentas. Aquí hay algunas formas prácticas de comenzar el proceso de recuperar el poder sobre su vida:

- Abraza más de tus anhelos y deseos

Muchas víctimas de abuso recuerdan que su único propósito era mantener satisfecho a su abusador. Es posible que haya olvidado sus gustos, aversiones, pasiones, pasatiempos, etc.

Para comenzar el proceso de curación de tu abuso emocional, deberás redescubrir quién solías ser y en quién quieres convertirte.

Comienza poco a poco: haz algo que ames. Pregúntate qué has estado deseando hacer. ¿Has querido unirte a un equipo de bolos, ir a una clase de pintura o empezar a tejer cestas bajo el agua? ¡HAZLO! Y después de eso, haz otra cosa que hayas querido hacer. Este es tu momento para recuperar tu mente y tu vida.

A menudo, las personas que han experimentado abuso emocional pueden sentir una vergüenza excesiva cuando se trata de ser auténticos.

- Haz de tus necesidades físicas, emocionales y espirituales una prioridad

Parte del proceso de curación del abuso emocional es cuidarse a uno mismo. Cuando estás en una relación abusiva, puedes perder rápidamente de vista cómo debería ser un estilo de vida saludable y normal.

La pérdida de autoestima es una de las consecuencias distintivas de las víctimas de abuso emocional porque se les hace creer que no importan o que no son valiosas. Cuidamos a las personas que nos importan. Cuando te ocupes de tus necesidades, comenzarás a desarrollar la creencia de que eres importante.

El cuidado personal no es un signo de una persona egoísta, al contrario, muestra a una persona que en realidad se ama, se respeta y quiere mejorar. Trátate como si fueras valiosa y comenzarás a sentir que también lo eres, porque así es.

- Ponte en movimiento

Comienza por preguntarte qué tipo de ejercicio disfrutarías más. Recuerda, cualquier cosa que decidas hacer depende completamente de ti, así que haz algo que ames. El ejercicio libera endorfinas en tu cerebro.

. . .

Estas endorfinas a menudo se conocen como las "drogas felices" de tu cerebro. Se encargan de regular tu estado de ánimo. Hacer ejercicios aeróbicos por tan solo 90 minutos cada semana puede ayudar a reducir el riesgo de depresión y ayudarte a dormir mejor.

- Come bien

Cuando estás en una relación emocionalmente abusiva, tu enfoque siempre está en la otra persona. No solo esto, las emociones intensas en estas relaciones volátiles pueden llevarte a comer en formas y cantidades poco saludables.

Cuando comiences a comer bien, encontrarás que tu cuerpo tiene los nutrientes que necesitas para regular mejor tus niveles de energía y emociones.

Come muchas frutas y verduras, asegúrate de obtener proteína, bebe abundante agua, no te saltes las comidas, no acostumbres a comer en restaurantes de comida rápida o alimentos procesados, comienza a alimentarte con verduras, frutas y granos enteros.

- Duerme lo suficiente

No hay mejor manera de evitar progresar que estar exhausta todo el tiempo. Crear una rutina te da más control sobre tu vida (y suficiente sueño), así que crea el hábito de irte a dormir a la misma hora todas las noches, dormir 8 horas sólidas y luego despertarte a la misma hora todas las mañanas.

Crea una rutina nocturna tranquila que te ayude a relajarte (piensa, ¿qué te ayuda a relajarte?).

Con el tiempo, tu cerebro asociará este ritual vespertino con el sueño y comenzará a quedarse dormido más rápido.

Hacer ejercicio durante el día te ayudará a estar lo suficientemente cansada por la noche. No uses aparatos electrónicos antes de acostarte y asegúrate de que tu habitación esté lo suficientemente oscura.

También hay algunas otras actividades relajantes que puedes hacer antes de irte a dormir, como poner música relajante o sonidos de tormentas, el océano, etc. Además, puedes realizar 3 minutos de respiración profunda, 5 minutos de ejercicios de atención plena, leer un libro, apagar las luces o beber té antes de acostarte.

- Crea relaciones saludables y permite que otros te apoyen

Los amigos, la familia y las comunidades religiosas pueden apoyarte mientras superas situaciones difíciles (incluso si no te sientes cómoda compartiendo con ellos). Si bien nunca tienes que hacer nada que no quieras hacer, puede ser muy útil encontrar uno o dos amigos o familiares de confianza que te escuchen sin juzgar y te ofrezcan la empatía y la compasión que necesitas para sanar.

Si esta no es una opción, una buena opción puede ser el pensar en unirte a un grupo de apoyo con otras personas que hayan pasado por situaciones traumáticas y abusivas.

Las relaciones abusivas destruyen tu confianza en otras personas y te mantienen aislada.

Permanecer aislada socialmente puede hacer que te sientas deprimida y dependiente de relaciones poco saludables.

También es común que las personas que reciben constantes críticas, juicios y rechazos de abusadores anteriores experimenten sentimientos de inseguridad en las relaciones sociales o temor de ser evaluados negativamente y rechazados por los demás.

. . .

Si el aislamiento social se ha apoderado de ti, es hora de reconectarte. Las relaciones saludables se han relacionado con un mayor sentido de valía y pertenencia y una disminución del estrés. No solo esto, sino que participar en relaciones saludables también aumenta la liberación de esos neurotransmisores felices llamados dopamina, que te brindan sentimientos de felicidad y satisfacción.

Puedes considerar ir a almorzar con un amigo con el que hayas hablado hace tiempo, invitar a un miembro de la familia que disfrutes a ver una película, decir que sí a una invitación cuando tus sentimientos te digan que te quedes en casa o participar en un pasatiempo social para conocer gente nueva.

No te apresures, la curación puede llevar algún tiempo. Sé paciente y empática contigo misma mientras sanas. Recuerda que está bien sentirte confundida, asustada, tensa, enojada o cualquier otra emoción que surja.

Estos sentimientos son una parte normal del proceso de curación y no hay prisa por superarlos. Son tuyos y está bien sentarte con ellos y experimentarlos. Tener y experimentar sentimientos dolorosos no te hace otra cosa que valiente.

. . .

Establece límites

Afirmar tus límites cuando te encuentras en una relación emocional abusiva a menudo puede antagonizar a los abusadores y aumentar la tensión en la relación. Esto sucede porque los abusadores no quieren que tú tengas el control de tu vida. Cuanto más control comiences a recuperar, más empezarán a sentirse fuera de control y caóticos.

Aprender a implementar y afirmar límites saludables entre tú y otras personas es un paso necesario en tu viaje para retomar el control de tu vida. Los límites saludables son indicadores que te permiten a ti y a los demás saber cuándo están cruzando su espacio hacia el tuyo.

Al igual que la cerca con una puerta en tu patio delantero o en tu puerta de entrada, algunas personas deben poder entrar y otras no. Las personas que están siendo abusadas a menudo no tienen límites y están completamente enredadas con sus abusadores.

Por otro lado, después de que las personas han sido lastimadas, a menudo pueden erigir límites impenetrables que mantienen a todos fuera. Ambas situaciones son insalubres.

. . .

Los límites saludables permiten que entren las personas correctas y mantienen fuera a las personas equivocadas. Los límites también te permiten a ti y a todos los demás saber dónde comienzas tú y dónde terminas tú; qué áreas de tu vida están bajo tu control y cuáles no.

Hay varias cosas que deberían estar dentro de tus límites y, por lo tanto, bajo tu control, por ejemplo, tus pensamientos, tus emociones, tu actitud, tus opciones y tus comportamientos. Los límites saludables te dan control sobre estas áreas y te permiten reconocer cuando otros intentan quitarte el control.

Además, los límites saludables te permiten saber cuándo otros te hacen responsable de áreas de las que no eres responsable: sus pensamientos, emociones, actitudes, elecciones y comportamientos. Cuando tengas límites saludables, deberías notar algunos cambios.

No necesitarás defenderte por nada dentro de tus límites ni sentirte culpable por tener tus propias necesidades, anhelos o deseos. Esto es tan ridículo como defender qué cosas guardas en tu casa ante tu vecino. No es su casa y por lo tanto no es su problema.

. . .

No tomarás las cosas como algo personal. Cuando alguien tiene un problema con lo que está en tus límites, es exactamente eso, su problema. Si a un abusador no le gusta la forma en que actúas, piensas o sientes o te hace responsable de cómo ellos piensan, actúan o sienten, este también es su problema, no el tuyo. Estas cosas no tienen nada que ver contigo, por lo que no debes sentirte avergonzada, culpable o cualquier otra cosa al respecto.

Tampoco gastarás tu tiempo tratando de hacerles entender. tratar de hacer que otras personas entiendan y aprueben lo que está dentro de tus límites es como tratar de explicarle a tu vecino por qué está bien que ames ese feo sofá marrón que has tenido desde la universidad. Si ese sofá está en tu sala de estar, ¡la única aprobación de la persona que necesitas es la tuya!

Identifica cuándo buscar ayuda

El conocimiento es poder. Los abusadores emocionales quieren que dependas de ellos para determinar quién eres y cómo debes ver el mundo. Cuanto más conocimiento tengas, más poder tendrás para recuperar tu vida bajo control.

. . .

Si bien superar el abuso pasado y presente y el trauma emocional que trae a tu vida es un proceso difícil, hay muchos recursos y vías disponibles para ayudarte en el camino. El viejo adagio "no tienes que esperar hasta que la casa se desmorone para arreglar las ventanas" es cierto. La terapia puede ser un recurso útil para ti sin importar en qué parte del proceso de curación te encuentres.

Aquí hay una lista de indicadores que pueden serte útiles cuando consideres si es hora de buscar ayuda profesional:

1. Seguridad personal: te sientes insegura en tu situación de vida actual, pero no estás segura de cómo encontrar soluciones. Sientes que tu situación es explosiva o potencialmente destructiva.
2. Procesamiento emocional: tus sentimientos son demasiado poderosos para enfrentarlos sola y quieres ayuda para procesarlos. Tu trauma pasado es demasiado para manejarlo sola, crees que puedes estar deprimida, te sientes asustada o ansiosa con frecuencia, estás experimentando pesadillas, flashbacks o te sobresaltas con facilidad, descubres que no puedes manejar tus responsabilidades diarias, tienes problemas para dormir o has estado usando sustancias que alteran el estado de ánimo para sobrellevar la situación.

Intenta practicar las estrategias discutidas en este capítulo, porque sin duda estarás bien encaminada hacia la curación de las heridas del abuso emocional. Recuerda que no estás sola en tu camino y que cuentas con opciones para acompañarte en este proceso.

Conclusión

Tu primera prioridad debes ser siempre tú. Reconocer que es momento de subir tus estándares o, peor aún, que el hombre con el que estás no es el príncipe encantador que toda la vida esperaste puede ser un duro golpe en tu vida, sin embargo, es importante que te des cuenta de estas posibilidades para encontrar un mejor futuro.

Los patanes son hombres que, en definitiva, no te brindarán el apoyo que necesitas para desarrollarte y descubrir todo tu potencial. Son hombres que, incluso, con o sin intención, pueden llegar a dañarte y crear heridas que requerirán mucho esfuerzo de sanar.

Has aprendido a identificar todas esas señales que pueden representar un peligro al conocer o entablar una relación con un hombre, y es importante que las tengas en mente a lo largo de tu camino de ahora en adelante.

Conclusión

Si te encuentras en este momento en una relación con un hombre así, espero que pronto puedas encontrar la fuerza para salir de eso. Sin embargo, te aliento a comenzar a analizar tu relación, a planear el cómo terminarás con ello y a dedicarte a ti misma y a tus intereses, sueños, anhelos y objetivos.

A partir de este momento debes tomar en cuenta todo lo que mereces en una relación. Quieres estar con una persona que quiera incrementar tu potencial, que te ayude a desarrollarte, que respete tus deseos y límites, que te aprecie, sea recíproca y se interese verdaderamente en tu bienestar.

No aceptes menos que eso de ahora en adelante. Ahora tienes diversas herramientas para comenzar a establecer límites, a identificar situaciones y comportamientos que no debes tolerar nunca y a empezar tu camino para salir de esas relaciones que definitivamente no aportarán nada bueno a tu vida.

Puedes lograrlo, puedes construir relaciones sanas y encontrar el amor que mereces. El primer paso puede llegar a darte miedo y parecer sumamente incierto, pero poco a poco te darás cuenta de que es la mejor decisión que podrás tomar. Recuerda tener una red sólida de apoyo, ¡no estás sola en esto! Y comienza por sanar ese amor contigo misma, que mereces tanto y que aportará mucho a tu vida. Ánimo.

Referencias

Kay, J. 2020. "How to leave an emotionally abusive relationship" en *Rayden Solicitors*. Recuperado de https://raydensolicitors.co.uk/blog/how-to-get-out-of-an-emotionally-abusive-relationship/

Stritof, S. 2022. "How to recognize and react to manipulation in your relationship" en *Very Well Mind*. Recuperado de https://www.verywellmind.com/manipulation-in-marriage-2302245

Kassel, G. 2022. "9 signs you're dating a narcissist – and how to get out" en *Healthline*. Recuperado de https://www.healthline.com/health/mental-health/am-i-dating-a-narcissist

Gordon, S. 2020. "What is emotional abuse?" en *Very Well Mind*. Recuperado de https://www.verywellmind.com/identify-and-cope-with-emotional-abuse-4156673#toc-how-do-you-know

Brennan, D. 2020. "Signs of a toxic person" en *WebMD*.

Referencias

Recuperado de https://www.webmd.com/mental-health/signs-toxic-person#:~:text=A%20toxic%20person%20is%20anyone,their%20own%20stresses%20and%20trau

Champion, L. 2020. "15 traits of toxic people to watch out for" en *Pure Wow*. Recuperado de https://www.purewow.com/wellness/traits-of-toxic-people

Paler, J. 2019. "Selfish people: 14 things they do and how to deal with them" en *Hack Spirit*. Recuperado de https://hackspirit.com/selfish-people/

Youell, J. 2022. "How to stay safe when dealing with controlling men" en *Better Help*. Recuperado de https://www.betterhelp.com/advice/relations/how-to-deal-with-controlling-men/

Bonlor, A. 2015. "20 signs your partner is controlling" en *Psychology Today*. Recuperado de https://www.psychologytoday.com/us/blog/friendship-20/201506/20-signs-your-partner-is-controlling

Davenport, B. 2021. "21 heartbreaking characteristics of emotionally unavailable men" en *Live bold and bloom*. Recuperado de https://liveboldandbloom.com/08/relationships/emotionally-unavailable-men

Blake, J. S.F. "I finally figured out how to repel toxic men – and you can too" en *Bolde*. Recuperado de https://www.bolde.com/finally-figured-out-repel-toxic-men-you-can-too/

Smith, M., Segal, J. 2020. "How to get out of an abusive relationship" en *Help Guide*. Recuperado de https://www.helpguide.org/articles/abuse/getting-out-of-an-abusive-relationship.htm

N/A. 2020. "How to heal from emotional abuse in relationships: therapist approved strategies" en *Mind Well Psychology*. Recuperado de https://mindwellnyc.com/how-to-heal-from-emotional-abuse-in-relationships/

www.ingramcontent.com/pod-product-compliance
Lightning Source LLC
Chambersburg PA
CBHW072018070526
44583CB00015B/1534